JN299075

統合失調症とその周辺

離人症・対人恐怖症の重症例を中心に

髙橋 俊彦 著

岩崎学術出版社

目　次

| 第Ⅰ部　面接による患者理解 |

序章　会話による理解とその研究　9
- Ⅰ　人の話の分かり方　10
- Ⅱ　人の話を聴く方法の研究　12
- Ⅲ　「心因性」の病　14

第一章　精神と身体　19

第二章　精神医学における精神病理学と生物学的精神医学
　　　　——統合失調症を中心として　25
- Ⅰ　はじめに　25
- Ⅱ　他者の認識　25
- Ⅲ　ヤスパースの"了解"と説明　28
- Ⅳ　統合失調症と言葉(パロール)の障害　30
- Ⅴ　生物学と統合失調症　32
- Ⅵ　精神病理学と統合失調症　34
- Ⅶ　おわりに　36

| 第Ⅱ部　重症の対人恐怖症および離人症 |

第三章　視線恐怖と自己視線妄想——思春期妄想，重症対人恐怖症　41
- Ⅰ　はじめに　41
- Ⅱ　症　例　41
- Ⅲ　自己視線恐怖の症状　46
- Ⅳ　視線恐怖の精神病理　47
- Ⅴ　疾病論的位置づけ　55
- Ⅵ　治　療　56

  Ⅶ おわりに *58*

第四章 離人症状——その統合失調症，うつ病および神経症における意味 *61*

 Ⅰ はじめに *61*
 Ⅱ 症　例 *62*
 Ⅲ 離人症と重症度 *69*
 Ⅳ 統合失調症における離人症状と他の病態における離人症状との比較 *70*
 Ⅴ おわりに *73*

第五章 重症の離人症——内因性若年無力性不全症候群例と
    「自然な自明性の喪失」症候例との比較を通して *76*

 Ⅰ はじめに *76*
 Ⅱ 重症の離人症 *76*
 Ⅲ 離人症と統合失調症との比較 *77*
 Ⅳ 症　例 *79*
 Ⅴ 考　察 *83*
 Ⅵ おわりに *87*

第六章 ドゥ・クレランボー症候群 *90*

 Ⅰ はじめに *90*
 Ⅱ 症　例 *92*
 Ⅲ 考　察 *99*

| 第Ⅲ部　統合失調症 |

第七章 統合失調症像の時代による変遷 *105*

 Ⅰ はじめに *105*
 Ⅱ 統合失調症の「流行」 *105*
 Ⅲ 亜型間の変化 *107*
 Ⅳ 妄想内容の変遷 *109*

V　統合失調症の軽症化　*112*
   VI　病感をもつ統合失調症者　*114*
   VII　おわりに　*117*

第八章　「自分が異常である」と訴える統合失調症について　*121*

   I　はじめに　*121*
   II　文　献　*122*
   III　症　例　*125*
   IV　臨床的特徴　*128*
   V　考　察　*132*
   VI　おわりに　*141*

第九章　統合失調症と「重症」離人症との連続性について
　　　　——離人症状及び思考の聴覚化を手懸かりとして　*145*

   I　はじめに　*145*
   II　今回問題にする症例における離人症状の特殊性　*147*
   III　症　例　*148*
   IV　考　察　*154*
   V　おわりに　*164*
   補足　「思考の聴覚化」について　*166*

第十章　思春期妄想症の重症例と統合失調症との関連について　*173*

   I　はじめに　*173*
   II　症　例　*174*
   III　考　察　*187*
   IV　思春期妄想症と統合失調症との関連　*191*
   V　おわりに　*194*

   あとがき　*197*
   初出一覧　*200*
   人名索引　*201*
   事項索引　*203*

第Ⅰ部

面接による患者理解

序章　会話による理解とその研究

　近年精神医学界でもエビデンス（根拠に基づいた医学 EBM：Evidence-based Medicine）という言葉がよく使われる。そのエビデンスがあるというためには，方法がしっかりしておれば誰がやっても同じ結果が得られるというのいわゆる再現性が求められる。数字で表したり眼や耳で客観的に確かめたりすることが可能であるということが想定されている。

　一方，精神科の臨床においては，面接が中心に行われている。患者の訴えを聴き，どんな状態かを判断し，その状態についてのこちらの理解した内容を伝え，治療の仕方を提案し，患者あるいは家族の同意を得て治療に入る。治療の方法としては薬物療法と精神療法，および環境調整によることが多い。この面接においては患者の話し振り，声の調子，表情，態度なども参考になるが，語る内容が重要であり，それらから得た情報をもとに，患者の状態を理解し種々の判断をするのであるが，そうした営みの中から得られた知見を研究レベルにまとめた場合，それが客観性をもつか，と問われると数字を出したり目に見える形にしたりするという意味での客観性を示すことは難しい。そのため，精神科の臨床的な研究は，自然科学者の多い医学部の中では評価されにくい。加えて，精神科の臨床は他科と比べて1回の診察時間が長く，それをある程度長期間経過をみないと事態の把握ができないことが多いため，論文にするにも時間がかかる。

　そうした事情は精神医学の臨床研究においてだけではなく，他にもある。たとえば学生相談に関する研究においても類似した面がある。

　各大学には学生相談室（呼び名は大学によって異なる）がある。学生相談室の業務は主として面接を通して学生の相談に応じることであるが，その点精神科の診察，あるいはメンタルヘルス相談に共通している。私が，ある国立大学在職中，学生相談室長を4年間兼務するという順番が回って来たことがある。

その関係で『学生相談室紀要』に短いエッセーを書く機会を与えられた。学生相談室が十分機能するためには，人数的には自然科学者が圧倒的に多い教員や事務員の方々のいろいろな点における理解と協力が必要であった。そうした人々のより一層の理解を得たいと期待して書いていたが，本書の出版動機の一部と関連するところがあるため，その3回分を以下に転載した。

I　人の話の分かり方

　日曜日，自宅で本を読んでいると，老人同士が路上で話をしているのがよく聞こえてきた。片方が嬉しそうに自分の話を長々と話し，それが終わると相手が待っていましたとばかりに今度は自分の話をする。それが終わると，先の老人が相手の話とは関係ない先の自分の話の続きをする。それが終わると相手はまた自分の話の続きを話す。
　こういう話が果てしなく続くのである。つまりお互いに相手の話の続きをより発展させるということがなく，自分の話だけをつないでいくのである。
　それではべつに二人で話をしなくてもお互いにひとりのときに独り言を言っておればよいではないかということにもなるが，やはり相手がいなければ会話は成り立たない。
　相手の話が分かるということは一体どういうことであろうか？
　「分かる」には少なくとも二つの分かり方がある。一つ，は腹痛を訴えた人が検査を受けたところ，胃潰瘍が見つかったとする。この場合腹痛の原因は胃潰瘍であったと「分かる」。今一つは，もともと明るい性質であった人が「最近，気分が落ち込んでいる」と言ったとする。もう少し詳しくきいてみると，「2カ月ほど前に恋人とつき合うのが面倒になって別れたが，そのことが響いている」ということである。そこで現在の気分の落ち込みは恋人を失ったことによるものと一応「分かる」。
　ヤスパース Jaspers, K.[1) はこの二つの「分かる」を区別して，前者の自然科学的に分かる方を「説明」，後者の分かり方を「了解」と名付けた。
　前者の場合は，因果関係が分かるのであって，その原因は自然科学的方法で追究し，客観的に説明することができる。胃潰瘍が見つかればそれを治療し潰瘍が治っていくにつれて痛みも消えていくならば証明もできたことになる。人の心が分かるのは後者の意味であり，前者では脳の状態は分かっても人の心は

分からない。

　しかし後者の「分かる」は客観的に証明することはできない。恋人との付き合いが面倒になって別れたという事実と現在の気分の落ち込みとは因果関係で結びついてはいない。

　この人の話をもう少し聴いてみると，半年ほど前に職場の配置換えがあり仕事がはかどらず，職場での居心地が悪くなったし，身体も疲れるようになったので恋人とのデートを控えるようにしているうちに会うのも億劫になってきた，と言ったとする。そういうことならば，先の恋人との別れはそれに先だつ配置転換による疲労が基盤にあり，いろいろなことが億劫となった状態の中で起こったことであり，今の気分の落ち込みは配置転換による疲れがより重要な基盤である。

　つまり現在の気分の落ち込みは，恋人と別れる以前から存在していたことになり，むしろ気分の落ち込みのために恋人と別れることになったが，別れた後も気分の落ち込みが続き，しかも別れたことを後悔していると考えた方が，よく「分かる」。

　しかしこれも一応「分かる」のであって，また別の事情が新たに明らかになるとこの筋書きもまた変貌を遂げ，別のストーリーとして「分かる」ようになるかもしれない。

　それでは「分かる」とは言えないのではないか，という反論もあろうが，われわれが「相手の気持ちが分かった」と言うときは，自然科学的に分かったのではなく，ヤスパースがいう「了解」の意味での「分かる」である。もちろんこの種の「分かる」は，分かったつもりで本当は分かっていなかった，と後から分かることはいくらでもある。

　こういうことを繰り返して「よりよく分かる」ようになり，理解が深まるのである。

　前記の老人同士の場合，おそらくお互いの話は以前から何度も繰り返されており，お互いに「分かり」尽くされていて，新たな事情がつけ加わることがあまりないため，相手の話の続きを発展させなくても会話が成り立つのであろう。お互いの会話の裏には，「私たちは長い年月お付き合いをしていますからお互いに『分かり』合っているんですよね」という「暗黙の了解」があり，この了解がお互いの会話を支え合っているようにも思われる。

相談室での会話は，了解と言う意味で「分かる」ことが必要であるが，多くの場合初対面であるから始めから前記の老人同士のような訳にもいかない。できるだけ単純な関わり方で解決するように心掛けるが，中には最初は何がどうなっているのか分からない状態から出発しなければならないこともある。

こういう場合はクライエントの会話の中から少しずつヒントを見出して話をふくらませ，「より分かる」ようにと方向付けて行くのである。

短期間集中的に思索をめぐらして謎を解くという性質のものではなく，定期的に会話を積み重ね，機が熟したときに今までより一層理解が深まるというものである。

そうは言っても時には集中的に時間をかけ，ケースの経過を振り返り，他のケースにおける経験の蓄積を下敷きにしながら検討を加える，またひとりよがりにならぬためにその結果を他人の目にさらし，批判を仰ぐということも必要である。それは研究会であったり，学会であったり，あるいは本誌にもある論文であったりする。

相談室の主たる業務は面接という密室での営みであるため，直接の当事者以外には分かりにくい面がある。本誌の発行が日頃ご支援していただいている方々へのご報告であると同時に，今後とも一層のご理解をいただく機となれば幸いである。

II 人の話を聴く方法の研究

大勢の前で話をすることは，緊張する，話がうまく伝わっているのかどうか気をつかう，時間に縛られて窮屈である，のどに負担がかかる，その他気重な理由はいろいろある。

嬉しいこともある。講義などで終始目をこちらに向けて興味深そうに聴いている学生も結構いるし，あとから質問に来たりする者もある。試験のときの答案用紙にこちらへの激励，慰労，感謝の言葉が書き添えてあったりもする。中には的を射た批判がみられることもあり，これも話をよく聴いていてくれた証拠である。

立場が替わってこちらが人の話を聴くときの気持ちもケース・バイ・ケースである。専門領域に関連ある話は当然関心はあるが，専門領域が異なる場合でも，なるほどこんな世界があったのか，と興味深く聴ける話も多い。

大勢の中の一人として聴くときはよほど気持ちが楽であるが，二人だけの状況では程度の差こそあれ緊張する。しかし分からないときはその都度質問などして理解を深めることができるという利点もある。

　相談室で受ける相談の内容は多岐にわたる。精神健康関係の相談を例に取ってみると，面接は一対一の場合が多く，決して気楽な仕事ではない。主人公はクライエントであり，基本的にはこちらが聴き役になる。人によって異なるが必ずしも順序立っている訳でもない話が先へ先へと走るときには，質問などをまじえて筋道を見失わないように追っていく。その反対にクライエントがおし黙ってしまい沈黙が続く局面もある。また同じ内容が繰り返されることもある。いずれにしても聴き役は集中力の持続を要求され，かなりの忍耐力がいる。

　問題の糸口を掴むだけで相当の期間を要することもあるので，長年月にわたって面接を続けるというケースもよくある。

　マラソン選手が走っているのを見れば，相当疲れるであろうとか，忍耐力が必要であろうということは誰にでも容易に理解できる。

　これが精神健康関係の相談における聴き手のしんどさとなると，当事者でなければ想像することは難しいであろう。もちろんクライエントの苦しみとは比較にならないが。

　マラソン選手でもレースのときだけ走ればよいというものではない。日頃も大変辛い思いをしながら練習に耐えている。それにはいろいろ理由はあろうが，よい記録が出せたときの喜びも大きな励みになっているはずである。またそのためにも漠然と練習するのではなく，情報を集めたり，自ら工夫をこらしたりして体調を整え，技術を磨く。コーチの指導や仲間の助言も咀嚼し吸収する。

　面接による効果はマラソンのようにタイムや順位というような数字ではっきりと出てくるものではないので，第三者には分かりにくいし，当事者にも分からないこともある。クライエントが心の整理をつけたらしい，あるいは何かを掴んだらしいというかすかな感触を得ると，聴き手にとってはそれが自らの喜びにもなる。そういうことがあるから，辛いこともあるのに面接を続られるのである。

　しかし漫然と面接を重ねていてはそうした喜びを得ることは少ない。そうかといってやみくもに焦るだけではかえって害になる。やはり相談内容についての知識や情報の収集，面接技術の習得，事例の検討，さらには創意工夫が欠か

せない。また，自らの考え方を文章にして同学の士からの批判を仰ぐことも必要である。問題の性質上正解は一つという単純なものではないため，いろいろな考え方を参考にしつつ自らのあり方を吟味するためである。

こうした地道で時間のかかる研究活動を通して，ともすれば「日常性に埋没」しがちな面接が「本来性」を取り戻すことにもなる。

その意味でこの紀要は，日頃からご支援いただいている方々へのご報告も兼ねてはいるが，相談室業務を充実させるための一つの具である。そうした意図が色褪せないためにも，読まれた方々のご批判を賜りながら，われわれ学生相談室員が自己点検を重ねて行かなければならない。

Ⅲ 「心因性」の病

NHKの『ドキュメントにっぽん「いのち再び・生命科学者柳沢桂子」——病からの生還・自ら体験した命の不思議』を途中から何気なくみた。

米国の大学において世界各国から集まった同期生の中でもとりわけ優秀な研究成果をあげ，最短期間で博士号をとるほどの順調なスタートをきり，現在60歳代である柳沢桂子さんの物語であった。アメリカで知り合ったやはり研究者である夫嘉一郎さんとの間に子どもさんも二人産まれた。

第一線の科学者として将来を嘱望されていたその柳沢桂子さんがおよそ30年前の32歳のとき病にかかり，激しい腹痛，吐き気，その他身体のいたるところの痛みで苦しみ，いろいろな治療機関で診察を受けたが，原因も治療法も分からず，ついには「心因性」のものであるとも言われた。彼女はこれには非常に反発した。（ナレーターは，「心因性」を「気のせいということである」と説明していたが，後述するように，これには驚いた。）

闘病生活を続けているうちに，自然界で営まれている生命現象に対する感性が磨かれ，生命についての思索も深まり，科学を分かりやすく書いた本を何冊も書いた。

鋭い観察力，該博な知識，哲学的とも文学的とも言える魅力的な表現力により，非常に多くの読者を得ている。

大学教授であった嘉一郎さんは定年後は付きっきりで献身的な介護をした。

彼女の病状は進み，4年前からベッドを離れられなくなり，ついには食事ものどを通らなくなって，ベッドに横たわりながら中心静脈栄養を家庭で続けて

いた。栄養を注入する管の入り口はその都度消毒するのであるが，半年も立てば，細菌感染が生じ，危険な状態になることが多いところを，嘉一郎さんが研究生活の中で習熟していた「無菌操作」が巧みであったため，1年半経っても感染は起きなかった。しかし身体のいたるところの痛みは昼夜を問わず襲ってきて，痛み止めの薬を使用してもすぐには治まらなかった。痛みが襲ってくると七転八倒の苦しみが始まり，嘉一郎さんは，痛む箇所をただ撫でているしかなく，桂子さんはもちろんのこと嘉一郎さん自身も非常に苦しいものであったという嘉一郎さんの述懐が印象的であった。桂子さんは苦しみ抜いた末に「尊厳死」を希望した。つまり中心静脈からの栄養摂取をやめ，死に行くままにまかせるというのである。嘉一郎さんも悩んだ末「これほど長く苦しみ続けた本人がそう言うのならば仕方がないのか」と考えるが，嘉一郎さんによって呼び集められた子どもさんたちは絶対に反対であった。もう一度考えなおし「この世で自分の存在に執着してくれる人がいる以上生きていかねばならないのではないか」という結論に至る。

一方嘉一郎さんがいろいろの文献をあたっているうちに，ある薬がひょっとして効果があるかもしれないという情報を得て，主治医に頼み，その薬を処方してもらった。主治医は，その薬が効果があるという確信はもてなかったし，薬の効果がみられてからもどのような機序によるものか科学的には十分に分からないというような意味のことを語っていた。

とにかく，その薬を使用するようになってからは本人の状態は非常によくなり，少しずつ立ったり歩いたりできるようにもなった。最初のうちは短時間ではあったが，厨房にも立てるようになり，中断していた執筆活動も再び始められるようになった。

不正確なところもあるが，大体以上のような内容であった。このテレビを見て感動しない人はいなかったであろう。ここでは詳述できないがそれほど心を打たれる内容であった。

また，人間というものについていろいろと考えさせられる素材に満ちていた。

その素晴らしさを認めた上での話であるが，私が精神科医という職業上の立場から少し残念に思ったことがあり，以下はそのことからの「自由連想」である。

まず幾つかの疑問が湧いた。

「死を選びたくなるほど彼女を苦しめた痛みが長期間続き，ついには食事も

できなくなってしまったというその病気はいったい何であったのか？」「最後に使って著効をみた薬は何であったか？」「その薬は何故効いたのであろうか？」「心因性と説明した医者は，彼女にどのように説明したのであろうか？
　その医師は内科医なのであろうかそれとも精神科医であろうか？」等々。
　次に感じたことは，精神医学はまだまだ理解されていないということである。私が，耳を疑ったのは，前記のように「心因性」ということをナレーターが「気のせい」と説明していたことである。
　「心因性」をナレーターの説明のように「気のせいである」と説明したのならば，説明されたご本人は，これほど痛いのに「気のせいである」と片づけられてはたまらない，と反発するのは当然である。ここでは正しい診断の大切さと同時に，分かりやすくインフォームドされなければコンセントは得られないことを学ぶべきであるかもしれない。精神医学における「心因性」の病とは，種々の要因はあるにしろ精神的・心理的要因が主たる原因である病のことを言うのであって，単なる「気のせい」とはまったく異なるのである。
　心因には，最愛の配偶者を亡くしたとか，仕事がうまく行かないなどといった自分でも分かる事柄もあるが，幼児期，小児期を含むずっと以前の本人の心に影響を与えた事柄も含み，さらにそれらの一つだけが原因であるとは限らず，種々の出来事が複雑に本人に影響を与え，本人自身でも気がつかずにいる事柄もあり得るのである。たとえば，神経症といわれる状態は後者の意味での「心因」の果たす役割が大きいと言われている。そしてその神経症にはいろいろの種類があり，精神症状が中心の場合もあるが，身体症状が中心である場合もあり，食欲不振，睡眠障害，全身倦怠感，身体各部位の痛み，しびれ，違和感，マヒその他いろいろの症状があり得る。
　彼女の病気の診断をすることがその番組の主旨ではないためか，彼女の病気が「心因性である」とか「心因性ではない」とかと断定する根拠は示されていなかったが，ひょっとすると心因性であったかもしれないと，ふと想像してしまった。薬が効く心因性のケースは多い。したがって，薬が効いたからと言って「心因性」を否定する根拠にはならないし，少なくとも診察をしたある医師にはそう言われたということであり，「心因性」と考えても，テレビでみた限りでは矛盾はない。そして「心因性」という診断を受け容れて治療を受けておられたならば，あれほど苦しまなくてもよかったかもしれない。たとえ心因性

ではなく身体因性であったとしても，あれだけ長期にわたり激しい痛みが繰り返し襲ってきたのであるから，精神的な苦痛も並大抵ではなく，心のケアも無効ではなかったような気もする。しかし一方ではその極限までの苦しみがあったからこそ素晴らしい作品ができたのかもしれない。いろいろ考えると，ますます複雑な思いである。

「これからは心の時代である」という言葉をときどき聞くようになって久しい。人々が今まで物質的なものを追い求め過ぎてきた反省として言われているのであろう。心を大切に思うならば，当然心を病んでいる人々をも大切にするのが筋である。

たしかに私が精神科医になった30余年前に比べれば，精神科の入院患者の処遇は大変よくなった。また入院するほどではないが，悩みが高じて，社会的活動に支障をきたしている人々も，以前は精神科の外来を訪れることにかなりの抵抗があったが，今や総合病院の中にも精神科を置くところが増え，また市中のビルの中には精神科のクリニックが多数新設され，頭痛，不眠など簡単な症状だけでも気軽に利用されている。各都道府県には相当以前に精神衛生センター（現在での精神保健福祉センター）が設置され，保健所も精神保健に力を入れるところが増えてきた。さらに最近は精神科とは違って医療機関ではないが，心理学の先生方による「心理相談機関」が方々に開業され，多くの人々が通っていると聞く。

各大学においても保健管理センターが設置され，その内部に，あるいはそれとは別に学生相談室が組織され，いずれも心の問題を相談する場所としてよく利用されている。こうした背景には，心の問題に対する社会的理解が進んだという事情がある。

しかしまだまだ心の問題，とくに心の病に対する社会の理解は理想とはほど遠い。心の問題は脳に還元されてしまうと考えられたり，心と体をまったく関係のない別のものとして切り離して考えられたり，その他いろいろの誤解が生じている。「心因性」を「気のせい」と考えるのもそうした誤解の一つである。

このような事情にあって，心の問題に対応する医療機関や相談機関に従事する者は，社会の理解を得るべく一層の研鑽を積む必要がある。そして社会からのさらなる信頼をかち得たならば，柳沢さんのように「心因性」と言われた場合でも，抵抗なくその筋の治療を受ける人も増えるであろう。

そのためには啓発活動も必要ではあるが，その前に日常業務を真摯に営むことが基本条件となる。しかしそれだけでは足りなくて，学会・研究会活動なども欠かせない。さらには論文という形で自らの経験や考え方を発信し，諸賢の批判を仰ぐこと等によって自らのあり方を点検することも大切である。この「学生相談室紀要」も，日頃お世話になっている方々への業務報告であると同時にそうした研鑽過程の中間報告でもある。

文　献

1) Jaspers, K. : Allgemeine Psychopathologie. Springer, Berlin, 1913.（内村裕之，西丸四方，島崎敏樹，岡田靖雄訳『精神病理学総論 上』岩波書店，1953 年）

第一章　精神と身体

　精神科の臨床では精神療法も行うが薬物療法を行っている。そもそも精神とか心とかいうものは目にも見えないし客観的な数字で表すこともできない。それなのに薬物はどういう意味で使用しているのか，という問に出会うこともある。それに答える意味でも「精神とは一体何か」という難しい問題を少しは考えておく必要があろう。

　近年脳の研究が急速に進歩している。そして脳を科学的に究明すれば，精神とか心の問題も解決してしまうようなことを言っている人や書物をみることがある。

　たしかに近年脳内の神経伝達物質やその受容体，そうした物質と関連して動き出す種々の物質の存在やその働きなどが相当分かってきた。そしてそれらの動きはある種の精神疾患に何らかの影響をもつことも分かってきた。また遺伝子と精神疾患との関連も精力的に研究されている。今後とも生物学的研究は絶えず進歩，発展し続けるであろう。

　しかし，たとえばある患者が妄想をもっているか否かということを判定することが，ある物質の存在あるいはそれらの働きを示すある数値によって可能であるという訳でもない。妄想の存在はやはり言葉による確認が必要であり，言葉は物質としての脳を研究すればすべてが解明されるというものでもない。言葉は当人が語ることによって初めて他人に伝わるものである。それに言葉には民族，文化，習慣，気候，風土などの違いによるさまざまな影響が織り込まれている。そういう言葉を通してしか表面化しない妄想のような精神現象は，物質としての脳の研究を究めれば解明し尽くされる，という訳にはいかないのではないか。

　それでは精神と身体とは一体どういう関係にあるのだろうか？

　人間の身体を分解すると，炭素，水素，酸素その他の物質となり，それら個々

の物としては生命体としての機能はもたない。しかしそれらの物質が細胞という形にまとまれば，各細胞の種類に応じて機能をもつことになる。それらの互いに異なった細胞が集まって組織となり，さらに複数の組織が集まって胃，腸，心臓，血管，肝臓その他の器官になれば一層複雑でしかもまとまりのある固有の機能をもつことになる。

　たとえば食事をとるとそれを胃が消化する。その際，胃はぜん動運動を起こし，消化酵素を分泌し，消化にあたる。もう少し細かいところを足せば，胃粘膜にある，ある細胞は塩酸を分泌し食べたものを酸性に保つことによって殺菌し，腐敗を防ぎ，また別の細胞はペプシノーゲンを分泌し，それが塩酸に出会うとペプシンという消化酵素となり，これがたんぱく質を分解する。さらに別の細胞は粘液を分泌し粘膜を保護する。このような役割を分担しながら連動して消化活動というまとまりのある働きをするのである。胃だけではなく，心臓，肝臓，肺，腎臓その他各器官は独自の機能をもつが，しかしそれらは単独で動くのではなく，全体としてまとまりをもつ動きをしている。まるで「心」によって統制されているようにみえる。しかしこの段階で「心」が存在する，と言えば反論も出るかもしれないから，とりあえずは意味のある方向性をもつ，という意味で「指向性」が存在するとしておこう。

　人間は生物体として環境条件などにも対処する。歩いていて急な坂道にさしかかった場合，筋肉での酸素の消費量が増大し，酸素を運ぶ血液の流れも促進され，心臓の動きも活発となる。酸素供給のため肺による呼吸も激しくなる。

　寒い日は身体を縮め体表面積を狭くして，身体からの熱の放散を防ぐが，それだけではなく日向へと歩いて移動したり，衣服を着こんだりもする。ここにも指向性が働いているが，ここに至っては「心」の働きがあるといっても否定はされないであろう。それではいったいここに至るまでのどのレベルから「心」が働いているといえるのであろうか。

　また自転車に乗る練習を重ねている人は足をこのペダルに乗せてハンドルを握って，というように自分の判断により身体を意識的に動かし，意識的に自分の身体のバランスをとるが，馴れるとほとんど意識せずに自転車に乗り，自然に身体が動いて微妙なバランスをとって転ばぬように運転するようになる。「身体で憶えている」というのはこういうことである。自転車に乗りながら買い物の予定などを考えたりもする。自転車に乗ることはほんの一つの例であって，

人間の身体は最初意識的に動かされてもそれが習慣化してついにはほとんど自動的ともいえるように動き，その動きが無限に重なっている。歩く，座る，声を出す，顔に手をあてる，物を食べる等々それぞれに多くの身体部分がいちいち計算しなくても経験の積み重ねとして身体に刻まれた過去の記憶により協動して，全体の動作が成立する。

さらに，人間は生物体としてのみならず，集団の中の一員として社会の中に組み込まれている。生まれ育った家庭や街，勉強した学校，交友関係，職業歴などはもちろんのこと，登山や海水浴の経験，重病で倒れた経験その他過去のあらゆる経験や経歴は脳を中心とした身体に刻み込まれており，それが現在の自分を規定しており，物質としての身体同様自分を一定の条件下に制約したり，逆に可能性を与えたりしている。

身体には現在までの物質面での積み重ねも，境遇，経験，経歴などの積み重ねも含みこまれているという点で，身体は過去のすべてであるということもできる。

このように人間においては，物質でもありまたあらゆる過去の経験や経歴が刻み込まれてもいる広い意味の身体をもとにしてこれに制約と可能性を与えられながら，自分の周囲あるいは社会に生じる諸々の現象を意味づけ，日常の細かい行為一つひとつの選択をしたり，生活のスタイルを決めたりする指向性が働く。メルロ＝ポンティは，このようにそれまでの身体に意味を与える働き，あるいは意味そのものを「心」といっている。

「身体には（1）交互に作用し合う化学的構成要素の塊としての身体，（2）生物と生物学的環境との弁証法としての身体，（3）社会的主体と集団との弁証法としての身体,などといった段階的層がある（メルロ＝ポンティ）」[1]。そして「これら諸段階の一つひとつは，前段階のものに対しては〈心〉であり，次の段階のものに対しては〈身体〉である」。

この場合の弁証法とは，相互に関係がありながら並立しているのではなく，対立し，変化，発展するあり方，というほどに理解しておけばよいであろう。

前記の各臓器が集まってまるで〈心〉によって統制されているようにみえる，と述べた次元でも健康を維持するという意味を与えていると取れば〈心〉が働いていることになる。

さらにその前段階の，前記の胃の例をみてみると，胃という臓器全体が，胃酸を分泌する細胞，消化酵素の素材となる物質を分泌する細胞，および粘液を分泌する細胞等各々まったく異なった働きをする各細胞という身体を基盤にして，これらに消化活動の一部を担うという意味を与えている，つまり〈心〉が働いている，とみることができる。
　したがって「心」というものが単独で取り出せるように実体的に存在するものではない。
　「社会的主体と集団との弁証法としての身体」といっても 10 年前のそれは，その後の経験や経歴がその都度さまざまに統合されて，現在のそれに至り，現在の指向性に対して 10 年前にはなかった制約と可能性を与えている。10 年前が，1 年前でも 1 カ月前でも同様のことが言える。
　そしてそれら諸段階の（指向性をもちながらまとまりのある）その都度の身体は「前段階のものに対しては指向性，すなわち〈心〉が働き，次の段階のものに対しては〈身体〉となる」と言える。
　実際には無際限といってよいほどの多くの段階が同時に存在しているのであろう。
　勤務医として修練を重ねてきた 40 歳の医師は，さらに熟練した医師へと成長する可能性はあるが，短期間で建築士になったり，高校時代サッカー部で活躍していたという実績があったとしても，サッカーの次のワールドカップに選手として出場したりといった可能性はほとんどないという制約を受けている。
　社会的主体と集団との弁証法の段階は，精神の次元であって身体は直接的には関係がないということではない。たとえばある自分の将来を決めるかもしれない大事な会議で，与えられたテーマについて自分の意見を発表するという一見身体とはほど遠いように思われる場合を想定しよう。その場合，あらかじめ種々の資料を調べ，自分の意見をまとめることになるが，こういう作業をするには，思考が十分働くように身体各部がちょうどよい具合にある種の緊張を保たなければならない。よい発想が生じても睡魔に襲われたならば，それがどこかへ消えてしまうかもしれないし，空腹が続けば考えるどころではないであろうし，胃に潰瘍ができその痛みが強ければ，思考力も落ちるであろう。そもそもその場に出席すること自体，細胞レベルを含めあらゆる次元の身体を基盤とした現象である。もちろん必要に応じて過去に得た知識や経験を通して記憶さ

れていた多くの事柄が動員されるが，これらもその時々の生理学的レベルや解剖学的レベルでの身体諸条件に可能性を与えられながら制約も受けながら得られたものである。このように，あらゆる社会的活動において，生理学的レベルの身体や細胞，組織等を構成する化学的構成要素としての身体がその足元を支えており，それに加えて過去の境遇，経験，経歴一切もここでいう身体である。

　生物学的環境の中の生物としては「寒い」という苦痛を感じたとしても社会的主体としては寒い教室で授業を聴くという選択を行うこともある。逆に風邪という生物学的条件による制約のために最初の選択を諦め欠席するかもしれない。あるいはその出席が将来を左右するということになればそのまた逆に風邪をおして出席することもある。しかし病勢が強く起き上がることすらできない場合もある。つまり風邪をひいたという事態一つ取っても種々のレベルの〈心〉や〈身体〉が現れるのである。

　「身体一般とは，すでに辿られた道程の全体，すでに形成された能力の全体，つねにより高級な形態化の行われるべき〈既得の弁証法的地盤〉であり，そして心とは，そのとき確立される意味のことである」[1]。

　心は身体の指向性をもつ働き，あるいはそのとき確立されている意味のことであるというが，それを考えているこの「私」という意識は今までの身体とは距離をおいて別に存在するのではないか，という疑問が出されるかもしれない。しかしその自分は自分である，という「意識」は身体と切り離されて独立して存在するのではない。この私の「意識」が自分の考えをまとめ，自分の手を操りながら今この文章を書いているのであるが，その「意識」そのものがまずもって身体に属しているのである。

　私の「意識」は，今までの自分にはなかったまったくの異なった新しい発想をすることが可能であるということは，意識が「過去の全体である身体」とはまったく異なる次元にあるのではないか，という反論もあるかもしれないが，その発想された事柄は今まで得た知識や経験を基礎にして，それらの制約を受けながらまた可能性を与えられながら出来上がったものであり，それらと無関係にまったくの新しい考えが忽然と現れたのではない。そうかといって，これからのことはすべて過去に経験されたことであり，あるいは前もって予定されていたのである，というのでもない。あくまで「過去のすべて」である身体に可能性と制約を与えられながら新しい道を選び取っていくのであり，過去を意

味づけていくのである．したがって，指向性は過去，すなわち身体そのものでもない．

　精神医学が対象とするのは，前記の言い方をすれば主として社会的主体と集団との弁証法としての〈身体〉が，十分統合されず，意味を見出せない状態，上に記した広義の身体条件に見合った指向性が十分に働かない状態であり，いわば〈心〉が落ち着かない事態である．したがって精神科領域では解剖学的レベルにおける不調であれ，生理学的レベルの不調であれ，それらがあらゆる段階の〈心〉の現れに悪影響を及ぼすことは十分考えられ，薬物療法をはじめ物質的な療法がありうることも至極当然である．

　一方，物質的には規定されない言葉，対人関係，文化的環境などが重要視されるのも不思議なことではない．そしてこれが本来客観化や数量化に馴染まないといわれるのは，上記の意味でのあらゆるレベルの統合のあり方という目に見えないところをも問題にするからである．精神療法，および環境療法といわれる治療法が，薬物療法と並行して行われているのも，このような事情からである．

文　献

1）メルロ＝ポンティ：『行動の構造』（梶浦静雄，木田元訳）みすず書房，1964年．

第二章 精神医学における精神病理学と生物学的精神医学——統合失調症を中心として

I　はじめに

　精神医学の分野にも精神病理学，精神療法，精神薬理学，社会精神医学，生物学的精神医学その他さまざまな研究分野があるが，いずれもさしあたり目の前の病者をどのように理解し，そしてどのように関わるか，治療するかということが基本にあるはずである。精神病理学は病態を把握するという意味ではその出発点であり，経過を見極めるという点では帰着点である。もちろん経過や予後の確認，薬物療法も含め諸治療法の効果判定も，病状を把握する必要があるので，結局は精神病理学に拠らざるを得ない。

　一方精神医学といえども医学である限り問題を解決するのは結局自然科学的方法に基づく生物学的精神医学である，という考え方が根強くある。

　そうした大問題はさておき，今回は精神病理学の一つの源流であるヤスパースの"了解"と"説明"という概念をメルロ＝ポンティの考え方からその了解の可能性を検討し，また精神病理学と生物学的精神医学との関係にも若干触れてみたい。

II　他者の認識

　精神医学にたずさわる者には，患者という他人の精神状態を把握することが要請される。しかし他人の精神状態といえば，当然その「内面」も含まれるであろうし，その状態を把握することははたして可能なのであろうか。もしそれが可能ならば一体どのようにして可能なのであろうか。そのようなことを問題にすれば当然，私と他者との関係，さらには私と世界との関係も問題になろう。以下，筆者の恣意的な改変も加えながらの引用であるためもあり，いちいち断らないが，メルロ＝ポンティ[4-7]の訳書や木田[3]の解説書などを引用して，他

者を理解する基盤について考えてみよう。

　私の存在を私にしか近づき得ない私の意識，すなわち身体から解き放たれた純粋自我としてとらえてしまうと，世界も他人も私の対象としてのみ存在することになり，偶然性の問題や受動性の契機をも自らのうちに解消してしまい，自発性をもった他者の認識の問題も解き得ない。

　この問題を解決するためメルロ＝ポンティにあっては，私の意識から出発することをやめ，身体による知覚から出発する。すなわち，私は身体を通して世界における事物や他者を知覚するのであるが，その瞬間私は世界における事物や他者へのこの身体的関係が一般化されるものであることを知っている。たとえば私の右手が左手にさわる場合，私は左手を物として感じるが，しかしもしその気になれば，さわられている左手の方も，さわっている右手を感じることができる。このように私の身体において，主体と客体との区別が截然としている訳ではなくいつでも交替し得るのである。つまり互いに侵蝕し合っているのである。

　そして他人の開示は，私の身体の開示における主体と客体とが互いに侵蝕し合う関係と同じタイプの構造によっている。私が他人の手を握り，あるいは単に他人を見つめるだけのときでさえ，かれの身体が私の面前で生気（能動性）を帯びてくるのも，先の例で私の左手を知覚している右手は私の左手が能動性をもつことに居合わせたのであるが，その場合と同じ構造に基づくのである。すなわち，私の両手が「互いに居合わせる」のは，それらが同一の身体に属するからであるが，他人もまた私と「互いに居合わせる」というこの関係の拡大によって現れてくるのである。すなわち他人の身体と私の身体とは，同じ一つの「間身体性」intercorporéité の器官だと考えるのである[3]。

　ところである所作ないしある行為へと組織された身体の運動が，われわれとは別の他の誰か（の存在）を示しうるのであるがそれを理解することができるのは，世界との——つまりは，われわれの身体との——われわれの同期化といったわれわれのすべての経験によって暗黙のうちに行われている定立が，「身体性」を（漠然とした物体の動きではなく，他の人へも）転移可能な一つの意味に仕立上げ，ある「共通な状況」を可能にし，ついにはもう一つの〈われわれ自身〉——少なくともわれわれにも近づきうる一般的に粗描された姿でのもう一つの〈われわれ自身〉——の知覚を可能にしてくれるのだ，ということを理

解することによってである[5]。

　言語を介しての他者の認識については，言語体系(ラング)と言葉(パロール)との２つを区別して考える必要がある。その場その場の状況にそくして適切な語を言語体系(ラング)（自国語）から選びとって語る言葉(パロール)（発話(パロール)）と，もとはと言えば言葉の集ってできた沈殿物ではあるが一つの体系をなし，言葉(パロール)の素材ともなってこれを支えている言語体系(ラング)との区別である。

　そして一個の命題のかたちに配列された語が，われわれに対してわれわれ自身の志向以外の何ものかを意味しうるということは，対話しているとき，相手の言葉(パロール)という身体による特殊な所作がわれわれのうちでわれわれの意味に触れにくるし，われわれの言葉(パロール)も，相手の返事が返ってくることから分かるように，相手のうちで彼の意味に触れにゆくのだということを認めることによって理解できる。これはまた，われわれは，いずれも同じ文化的世界に属し，なによりもまず同じ言語体系(ラング)に所属している限り，互いにまったく切り離された存在ではなく互いに侵蝕し合うものだということ，また私の表現作用と相手の表現作用とが同じ状況に依存しているのだという言葉(パロール)の「一般的」通用性を認めることによって理解できるといえよう[5]。

　このようにして，他人についての経験は，まずなによりも感覚的知覚的なものであり，それを足場にして「他の思考」としての他人の経験も可能になる。しかし，私は他人の思考を私の思考と厳密に同じように思考することはできないのであって，できることと言えば，せいぜい，彼が思考していることを思考するという程度のことである[3]。

　「私は，ひとが私を感じていると感じ，感じつつある私をひとが感じていると感じ，ひとが私を感じているというまさしくその事実を感じつつある私をひとが感じている……と感じるのである。」[5]

　そして他者が何ものかを知覚しているとしたら，それはまさしく，私自身の世界と同じ世界であるが，彼がそれを知覚している，と考えることができるのは，他者の身体も，それが目指しているものも私にとっての対象であることは一度もなく，私の領野と私の世界に私とともに内属しているからである。すなわち私にある領野は他のすべての意識を不可能にしてこれを物のような対象としてしまうような純粋意識の絶対的密度はもっていなくて，おのれを一般性そのものとしておのれの同類のひとりとしてしかとらえていないのである[5]。こ

のようにして他者とは一般化された私であり，私はおのれの身体を見出すように他者を見出すのである[5]。

Ⅲ　ヤスパースの"了解"と説明

ヤスパース[1]が，理解の仕方において"了解"と"説明"とを区別したことは有名である。すなわち，心的なものが心的なものを生み出す関連を理解する仕方が"了解"である。他方「外からだけみられる客観的因果関係を知ること」，すなわち物理的な因果把握をモデルとしたのが"説明"である。そして精神病理学の方法は"了解"に基づき，生物学の方法は"説明"に拠ることになる。

メルロ＝ポンティの考えでは，自然科学の表現法であり，それ自体で完結しているようにもみえる数学においてさえも，最初の諸公式から得られた帰結としての新しい公式は最初の公式から自然に生じたものではない。それらの帰結は私の思考の生成のうちに巻き込まれている開かれた体系としての構造のうちに予描されているにすぎないのであり，私がこの構造をそれ自身のヴェクトルに従って組み立てなおすとき，むしろ新しい構造の方が古い構造を取り上げなおしてすくい上げ，古い構造をおのれと見分け難いものとして再認するのである。すなわち，私の認識の運動から綜合が結果してくるのであって，この綜合が私の認識の運動を可能にする訳ではないのである[5]。そうして得られた公式を計算という機械的手段によって活用するとしても，それは二次的な操作なのである[5]。

このように最も客観的であるようにみえる数学においても私の認識運動が前提となっているのであり，「算式的表現」は"言葉（パロール）"の二次的な特殊例である[5]。したがってヤスパースのいう自然科学的客観的因果関係を知ることである"説明"においても同様に"私"の経験に照らしての判断が一義的であることには変りない。

ヤスパースの考え方を評価しながらもなおこれに不満を表明して，安永[11]は，「"了解"と"説明"とは密接不離であり，相互浸透的である」「"説明"は広い意味での"了解"の中から分離してくる特殊の操作である」と述べているが，これも同様の批判から出されたものであろう。

また"了解"についても，メルロ＝ポンティの考え方によれば「心的なものを内からつかむ見方」「心的なものが心的なものを生み出す関連を理解する仕

方」が"了解"であるという言い方には抵抗があろう。他人が表現した言葉(パロール)とは別に「心的なもの」がある訳ではないので,「(他人の)心的なものを(私が)内からつかむ」ことはそもそも不可能であろうし,「心的なもの」からひとりでに新たな「心的なもの」が生み出されるのではなく,前記のように,すでにそこには"私の"認識が関与しているはずである。

　日常生活においてありきたりの内容を機械的に伝えるためには,われわれは言語体系(ラング)からの語を単純に使用するのであるが,この場合は制度化された諸行動と同様に,私の領野一体に拡散している他者一般,人間的ないし文化的空間,要するに一つの現前というよりはむしろ一つの概念しか私に与えてくれないが,それはそれでたとえば法律の条文や中性的事務的な伝達にとっては必要なことでもある。

　これに対して互いに相手をある程度個人的に理解したいときがあり,この場合でもやはり言語体系(ラング)からの語を使用するのであるが,「私が他者に語りかけ,他者が語りかけるのを聴くとき,私が聞きとることは,私が言っていることの合間に入りこんでくるし,私の言葉(パロール)は他者の言葉(パロール)によって側面から切り直され,私は他者のうちでおのれが語るのを聞き,他者が私のうちで語るようになる」[5]のである。このように相手の言葉(パロール)と私の言葉(パロール)とが互に侵蝕し合って一つの会話全体を形成しているので,互いの理解を深めたり感情が交流したりするのである。しかし同じ一つの語をとってみても,それに込められる思いの内容が相手と私とでは,一致するかもしれないがまったく異なる場合もありうるし,いわゆる誤解も生じうる。極端な場合は「対話とは,独語と独語との交替現象である」という言い方が当たっているほどの会話のすれちがいはあり得る。しかしこういう場合も含めて,通常の会話においては私の言葉(パロール)と相手の言葉(パロール)とが互に侵蝕し重なり合って一つの会話全体を形成している,とみることができる。ヤスパースのいう"了解"可能な状態に近いと言えよう。"了解"可能性とは,言葉(パロール)の相互侵蝕可能性とでも言えようか。

　反対に,互に言葉(パロール)が侵蝕し合って一つの会話全体が形成されるということがなく言葉(パロール)が混じり合わないとき,"了解"不能といわざるを得ないであろう。同様に,他人の動作を,われわれの動作とも互いに転移可能な,一つの意味としての「身体性」に組み込めないとき,われわれは彼の動作を「奇異な」と言ったり,「衒奇的」と形容したりするのであろう。もちろんいずれも統合失調症

者に限ったことではないが。

IV 統合失調症と言葉(パロール)の障害

　他者である患者との対話において問題の所在を把握することを出発点にする精神医学においては，言葉(パロール)が大きな比重を占めることを上に述べてきた。脳出血その他，脳の障害に基づく失語症の場合，身体の物質的変化が言葉(パロール)を二次的に不可能にする典型的な例である。その逆に解離性(転換性)障害(ヒステリー)の失声の場合は主として心因的な要因に基づく言葉(パロール)への二次的な影響であるといってもよいであろう。

　メルロ゠ポンティはラガーシュの考えを紹介しながら，幻覚者について述べている。「ラガーシュは，すべて発話行為(パロール)が二人がかりの活動だということを明らかにしました。私が他者の話すのを聞くとき，私は沈黙している訳ではなく，すでに少なくとも下書きはされているのです。逆に話している当人は私が理解していることを暗に信じています。……幻覚者はそのあり得べき相手の反応を先取りしすぎて，……ついには自分自身の発話(パロール)に関してまったく受動的な態度をとるまでになるのでしょう」[7]。

　統合失調症についてもその成因または本質を言語論的に論じる立場もある。しかし統合失調症の場合はいわゆる身体因性や心因性の障害に比べて事態ははるかに複雑であり，未だ成因または本質が究明され尽くした訳ではないため「内因性」と言われている。成因論には社会因説，早期幼児期の親子関係因説から，脳物質の生化学的変化説，遺伝説に至るまでさまざまあるが，どの説も一理あるがあらゆる事態を説明できる説は今のところはない。その辺の事情は笠原[2]の論文に詳しい。

　その問題はおくとして，統合失調症者の言動を理解する際には言葉(パロール)の問題が大きな比重をしめていることは確かである。

　ここで統合失調症の例をみてみよう。他のところ[9]で記述したこともあるがそれを簡略にしてその後の経過を若干加えた。

　症例W　42歳の主婦。短大卒業後すぐ大手の鉄鋼会社に事務員として入社。22歳の2月退職した。23歳のとき某病院精神科初診となった。関係妄想，血統妄想，恋愛妄想等が存在し，入退院を数回繰り返した。2回目の入院の少し

前に分かったことであるが，次のような「コンピューター体験」とでもいうべき妄想を語った。すなわち，自分の本当の父親は短大時代同級生であったA子の父親であり，外科医である。W家は「血の道」にかかっており呪われている。自分は「世直し」のための犠牲的役割を負わされている。鉄鋼会社に勤めていた頃，同僚のYは自分との結婚を希望していたし，今でもそう思っている。しかし当時は自分はそれに気づかなかった。コンピューターでは将来二人は結婚することになっている。Yと結婚すれば自分は呪われているW家から抜け出せるので救われる。Yは今でも人を配して自分と連絡をとろうとしている。これが非常に入り組んだ「コンピューター体験」をごく簡単にした内容である。

　その後33歳で見合い結婚するまで，急性増悪（シューブ）のときを除き，大体において勤めに出て働いていた。35歳のとき第1子を出産した。結婚後1回だけ急性増悪があったが，短期間で治まり42歳の時点で，上記の「コンピューター体験」を自ら積極的に語るということもない。しかしそれと関連していると本人は言うのであるが，次のような内容を繰り返し述べる。すなわち，「私以外の他の人々はお互いに言葉が分かり合っているが，私だけ言葉が分からない。したがって私のことをみんながどのように話しているのかが分からない。しかしみんなで私のことを話している」「私の考えは私自身そのときは分からないが，みんなの話を聞いて初めて，後から自分の考えていたことが，そうだったのか，と分かる」。このように言うが，夫の目から見れば日常生活における会話は「普通に」行い，小学2年の子どもの世話や家事を「普通にやっている」。

　症例Wについて考えると，彼女は短大を卒業して，その後ある会社に勤務するまでは特別に目立ったこともなく，友人たちと何不自由なく付き合っていたとのことであるから，少なくともそれまでは共通の言語体系（ラング）に属していたと考えるのが妥当であろう。また，発病後から現在まで家族と生活を共にしており，夫の話では，急性増悪（シューブ）のときや病的体験を語るとき以外は，普通の話ができ，日常生活においても差し障りはないとのことであるから，言語生活すべてが，他者と共通の言語体系（ラング）から逸脱している訳ではない。やはり22歳ごろから（あるいはその1年ほど前に遡るのかもしれないが）人生の途中で発症し，そして言葉（パロール）全般が冒されているのではなく，妄想その他病的体験に関連する内容に限って，言葉（パロール）が成り立たない，と考えられる。

またこの症例に限らず他の統合失調症症例においても，現在のところ支離滅裂や言語新作などのいわゆる思考障害，のみならず，幻覚，妄想，作為体験など統合失調症における病的体験は言葉(パロール)あるいは所作としての身体の障害を表しているとも言える。少なくともそれらの把握は言葉(パロール)を手懸りにするものであり，当然社会的，文化的，象徴的理解の領域に属する。ただ，いわゆる統合失調症の病的体験における言葉(パロール)の成り立ちにくさは統合失調症の基本にある障害に対応するものなのかそれとも基本にある障害の二次的症状か，という問題については現在のところ不明である。

V 生物学と統合失調症

もちろん言語につながる身体的所作は，物理・化学的位層－生命的位層－人間的位層[4]と積み上げられた身体の最後の位層に属するものであり，最初の位層とは直線的につながる訳ではないが，私の身体は物質の一部として，世界という織物の中に織り込まれている[3]のも事実である。統合失調症の本質的部分が言葉(パロール)の問題か否かは別として言葉(パロール)は身体の特殊な所作である限り，身体を構成している物質の増減，その働きの異常またはその改善などが，統合失調症者の言葉(パロール)にも影響を及ぼし得ることは容易に推定できる。その身体の物質面に影響を与えるものとして薬物の作用がある。また薬物療法の進歩により現在のように統合失調症者との「対話」が大幅に可能になったことを考えれば，現在のところ，統合失調症についての精神病理学が生物学に実際面で最も負うている点は，薬物の使用であろう。薬物が何らかの精神安定効果をもたらし，それが幻覚，妄想の背景化につながる場合があるということは確かである。しかし現在使用されている薬物の薬理作用は大体分かっている場合でも，それが幻覚や妄想の背景化に対してどのように関わっているのかというメカニズムについてはそれほど詳しくは分かっていない。患者の陳述もまちまちである。薬物をのむと，「ボンヤリした頭がすっきりする」「重い頭が軽くなる」「考えがまとまる」「声が聞えないから，気持ちが楽になる」などと，自覚的に薬物の効果を認める例もあるが，逆に，「頭がボンヤリする」「頭を抑えつけられるような感じがする」などと，薬物のための不快感を訴える例もある。「2，3日クスリをやめてみたら頭がすっきりしたのでそのままずっとやめていた」などという陳述は，背景化していた幻聴が再び活発になった患者がときどき口にする

言葉である。現在のところすべての症例に薬物が効く訳ではないし，効く場合でも統合失調症そのものが治るということとは異なる。そしてどの症例も同じ薬物を同じ量だけ使えば同じ効果が得られる訳ではない。つまり薬物の効き方も大雑把であり使われ方も試行錯誤である。こういう事情があるため，薬効についての綿密な精神病理学的検討については，個別の症例についての症例検討を行う以上の段階には未だ至っていないのではなかろうか。たとえば，「主体と相手のあいだであるはずの発話(パロール)の場において，自分自身の発話(パロール)に関してまったく受動的な態度をとる[7]までに至っている患者の受動性を，薬物が回復させるのである」といってみたところで十分な解答にはならないであろう。

このような状況にあって，薬物療法をさらに一歩でも前進させるためにも精神病理学からの薬物の効果の吟味，あるいは新しい薬物や検査法の開発に資するような病態の整理などの研究が可能な限り必要であろう。

他方統合失調症の原因については，病態生理学的，生化学的，その他いろいろ研究されてはいるが，現在のところ生物学も決定的な成果をあげるに至ってはいない。

しかしながらこれはあくまで現時点でのことであって，将来統合失調症の原因が生物学的に究明され，臨床検査法や薬物療法が発展してたとえば，進行麻痺のように生物学的検査その他で統合失調症の診断が可能となり，薬物療法で治療可能になる時期が来るという意見がある。その予想の当否については議論の別れるところであるが，現在統合失調症といわれている症例群の中のある部分は将来生物学的に解明され，これまでの統合失調症とは別のものとされるということはありうることであり，また期待されるところである。ただし統合失調症といわれているすべての例が将来生物学的に解決され尽くすという意見に対しては，それをにわかに信じることは難しい。

しかし仮に万一の話であるが，すべてが生物学的に解明されるような時期がきたとしても，そこに至るまでの過程で精神病理学が何らかの役割は果すのであろう。生物学的研究がその問題設定をする段階すなわち発想の時点ですでに何らかの精神病理学的知識をもっているのでなければ，研究の対象そのものを決めることすらできないであろう。そしてその研究結果の意味づけについても精神病理学的基準が必要であろう。さらに研究成果の意義についての吟味にもやはり精神病理学が必要である。もちろん精神病理学の方も各段階においてそ

れまでの生物学のおさめた成果を取り入れながら新たに発展するという過程を経ることになろう。ただしここでいう精神病理学は必ずしもいわゆる「精神病理学者」が営むものとは限らず，いわゆる「生物学的自然科学者」が打ち立てる「生物学的」仮説が，実はまぎれもない精神病理学である，という場合も含めてのことである。

VI　精神病理学と統合失調症

　前記のように統合失調症の本態が言葉(パロール)の次元のものか否かは不明であるが，統合失調症の病的体験は少なくとも現時点では最終的には言葉(パロール)の次元でしか把握できない。

　そして言葉(パロール)は身体の特殊な所作である，といっても「言語活動には固有の器官はなく，この活動に寄与するすべての器官はすでに別の機能をもっており(サピア)，言語活動は上部構造として入りこんでくるのであり，すでに別の次元のものである」[7]ということに留意しておくべきである。それはともかくとして身体には種々の位層があるので短絡的には言えないにしても，身体は物の一部として世界に属してもいる。したがって言葉(パロール)に現れている現象の本態が，程度の差は別として物質的要因に基づいていることは前記のごとくありうることである。

　一方，言葉(パロール)は身体の特殊な所作であり，身体の所作そのものはすでにその身体の属する風俗，習慣，制度その他いわゆる文化的な環境の中で出来上がるものなのであり，ましてや言葉(パロール)は新たな語や言回しを加えることにより言語体系(ラング)を変化させ発展させてもいるが，そこから語を選びとるという意味で言語体系(ラング)に支えられてもいる。そして言語体系(ラング)はある意味では制度化されたものであるが，制度化されたものというのは，「その主体自身の活動の直接の反映ではなく，後になってその主体によってであれ他者によってであれ，採り上げなおされうるのであり，したがってちょうど蝶番のように他者たちと私のあいだ，私と私自身のあいだにあるのであり，われわれが同じ世界に所属していることの帰結でもあれば保証でもある」[5]。つまり言葉(パロール)はそれを支えている言語体系(ラング)の側からみても私と他者との関係，私の歴史，ひいては社会の歴史にも起源をもっており，いわゆる物質的な世界とは異なる次元にも規定されている。

　すなわち統合失調症は物質にも影響を受け，また物質的世界とは異なった次

元の制度，習慣，風俗などの社会文化面の影響も受けている。

　統合失調症の精神病理学が今まで生物学的精神医学とは期待されるほどには接点をもたなかった面があったとしたならば，それは一つには統合失調症者特有の社会適応の困難さ，他者とのコンタクトのとれなさなどから社会的に現実的な対応に迫られ病態の把握，臨床的位置づけなどを確立することに追われていたこととも関係があったと思われる。しかしそれだけではなく，この言葉（パロール）における困難さはひょっとしてこの病気の本態あるいは成因のかなり中核的部分を反映しているのではないか，あるいは少なくとも，統合失調症およびその周辺の問題は生物学だけでは解決できないのではないか，と考える人々が多数いるということもある。そしてその考えは現在でも否定されきってもいないし，将来も全面的に否定されることはないのではないかと思われる。

　たとえば，パラノイアーパラフレニーー妄想型統合失調症というスペクトル上に並びパラノイアに近い症例における妄想を，薬物という物質の効力によってその勢いを弱め形骸化することはできるかもしれないが，その発生，および内容まで生物学的に究明することは困難であろうし，患者の陳述が妄想か事実かの形式を自然科学的に判定することも容易ではない。ある生物学的検査においてプラスであるから患者の陳述は妄想，マイナスであるから事実，などと決めたとしてもそれが正しいか否かは生物学的にはどのようにして吟味するのであろうか。精神鑑定といったものもある生物学的検査で黒白が明白になるということが将来起こりうるであろうか。ちなみに内沼[10]もパラノイアこそ精神医学しか扱うことのできぬという意味で精神医学の中心テーマであると考えている。笠原[2]も統合失調症には人間における人生時計とでもいうべき流れの歪みとしてとらえうる側面があると考えた。

　しかし精神病理学が生物学的精神医学との関わりが深くなかった面があるとすればそのもっと根本的な理由は，患者との言葉（パロール）による対話に基礎を置いているという方法自体にもよると思われる。そしてその主たる関心は当然対話から得られる知見に基づく領域へと向かってきた。すなわち統合失調症についての精神病理学は精神症状の記述，臨床単位の輪郭付け，症状の生育歴的力動的理解，社会的背景と病態との関連，あるいは本質論，成因論その他諸々の事柄に関わってきたが，これらはいずれも患者との対話を基礎においている。対話における互いの言葉（パロール）がどのように重なり合っているのか，また重ならないのか。

重ならない点はどこなのか，そこがどうなっているのか，それはどこに起因するのか，等々。

生物学的精神医学は今後もますます発展し，精神医学に寄与すると思われる。しかし私が私の身体を通して世界を知覚し，身体は物質によって構成されているといっても，私の知覚は「物質の動向に還元されてしまうわけではなく，物理的および化学的なある種の動因に対してよりも，それらの動因が形成する"布置"，それらの動因が規定する全体的状況に対してずっと敏感」[6]なこともある。人間は，物質によって構成されているが，社会文化的背景や個人的生活史など物質的には説明できない諸要因の複雑な影響を受けて生活している。統合失調症はその人間において，その人間性そのものに影響を与えながら経過する病気である。ムント Mundt, Ch.[8] は統合失調症における物質的基盤，発達心理学的および社会的影響，それらを仲介する場所，あるいは仲介因子としての人格などを総合的に説明する精神病理学の必要性を論じている。たしかに生物学的方法論による研究成果と非物質的方法論による成果とが実践的に補い合うことはあり，また双方の研究が互いにその成果を取り入れながら発展することは大いにありうることである。しかしだからといって，両者が内的に緊密な関連をもちながら斉合性のある理論によって結びつくとまでは単純に言える訳ではない。

むしろ広い意味での精神病理学は，生物学的精神医学，ならびに記述現象学，力動精神医学，社会精神医学，その他生育歴および社会文化的な面からの研究分野を合わせ視野に入れ，綜合的見地からこれらを全体の中に位置づけ，それらによって得られた成果を整理するという役割ももっている。

Ⅶ　おわりに

ヤスパースの"了解"と"説明"いう概念をメルロ＝ポンティの言葉(パロール)という概念を参考にしながら再検討した。

統合失調症の病態把握は主として患者との対話における言葉(パロール)に基づいてなされ，言葉(パロール)は身体による特殊な所作である。生物学は身体を構成している物質面を対象として研究するが，一方精神病理学は言葉(パロール)を拠り所として症例の病態把握，臨床的位置づけ，病気の本態について検討し，患者の生活史および患者を取り巻く社会文化的影響などについての諸知識をも視野に入れながら患者の全

体的な理解を深めてきた。

　統合失調症についての精神病理学は精神医学の中の一研究分野でもあるが，本来はこれだけにおさまらず，生物学的精神医学，力動的精神医学，社会精神医学，精神薬理学その他あらゆる分野の研究成果を取り入れながらそれらを全体的理解の中に位置づけ患者および患者を冒す統合失調症という病気の理解を深めるという役割をもつ。

　本稿は，中央大学文学部教授（当時）の木田元先生にご指導いただきました。記して感謝致します。

文　献

1) Jaspers, K.: Allgemeine Psychopathologie. Springer, Berlin, 1913.（内村裕之，西丸四方，島崎敏樹，岡田靖雄訳『精神病理学総論 上』岩波書店，1953年）
2) 笠原嘉：分裂病の成因論について．精神神経誌, 87: 1-19, 1976.（笠原嘉『精神病と神経症』みすず書房，1984年所収）
3) 木田元：『現象学』岩波新書763，岩波書店，1970年．
4) メルロ＝ポンティ：『行動の構造』（滝浦静雄，木田元訳）みすず書房，1964年．
5) メルロ＝ポンティ：『世界の散文』（滝浦静雄，木田元訳）みすず書房，1979年．
6) メルロ＝ポンティ：『言語と自然』（滝浦静雄，木田元訳）みすず書房，1979年．
7) メルロ＝ポンティ：『意識と言語の獲得』（木田元，鯨岡峻訳）みすず書房，1993年．
8) Mundt, Ch.: Gibt es eine Konvergenz der Schizophrenie-Hypothesen? In: Janzarik, W. (Hrsg.): Persönlichkeit u. Psychose. Enke, Stuttgart. 1988.
9) 高橋俊彦，石川昭雄，原健男，酒井克允：妄想型分裂病における恋愛妄想――恋愛妄想の臨床的研究（その3）．精神医学, 20: 1189-1197, 1978.（高橋俊彦『妄想症例の研究』金剛出版，1995年所収）
10) 内沼幸雄：クレペリンのパラノイア論――精神医学基本問題の形成．臺弘，土居健郎編『精神医学と疾病概念』東京大学出版会，1975年．
11) 安永浩：『精神医学の方法論．現代精神医学体系1C』1987年．（安永浩『安永浩著作集3――方法論と臨床概念』金剛出版，1992年所収）

第Ⅱ部

重症の対人恐怖症および離人症

第三章　視線恐怖と自己視線妄想
　　　——思春期妄想，重症対人恐怖症

I　はじめに

　対人場面で自分または他人の視線を過度に意識して，他人に軽蔑されるのではないか，あるいは嫌われるのではないかと案じ，他人を正視できない対人恐怖の一亜型を視線恐怖と呼んでいる。

　対人恐怖自体，日本にとくに多いといわれているが，なかでもここで取り上げる視線恐怖は，日本に特有のものではないか[9-12]と言われている。

　森田正馬[20,21]はこのような症状をもつ幾例かの症例を記述し，「正視恐怖」と命名している。ところで視線恐怖には，他人の視線を一次的におそれる型と，自己の視線を一次的に悩む型とがある。もちろん実際の症例ではその両者を訴えるものが多いのであるが，その場合でもたいていはどちらかに重点が置かれている。笠原ら[9-11]は，特定の対人状況において自己の視線が異様な鋭さ，ないしは醜さを発し，それゆえに面前する他者を傷つけ不快にすると信じて悩む病態を「自己視線恐怖」と呼び，これを他人の視線を一次的におそれる型と区別している。

　そういう目で見ると，森田の症例のうちでもそれとして注目されてはいないが，自己視線恐怖の悩みが幾例かにおいて記述されている。

　ここではその自己視線恐怖の恐怖症のレベルを越え妄想レベルに達した症例を中心に，その症状，精神病理，疾病論的位置づけ，および治療について若干検討することにする。

II　症　例

　[症例] 初診時 20 歳の男子会社員

　「人と視線が合わせられない」（正視恐怖）と訴えてわれわれの外来を訪れ，

以下のように説明した。

　18歳のとき会社の食堂で正面に座っている同僚の目が「きつい」と感じた。それ以後相手が変わっても同じことが起きるので他人の視線が気になるようになった（いわゆる視線恐怖のはじまり）。1カ月くらいしたら今度は仕事中にも同じことが起きるようになった。そういうときは眼の端が「ジーン」とくるようになった（体感異常）。当時はD社に勤め先を変えて，1,2カ月経った頃であり，夜勤と日勤とが不規則に交代していたので疲れ気味であった。他人の視線によって自分の目が圧迫されることを気にしているうちに，今度は自分の目がきつく相手を睨んでいることに気づいた（自己視線恐怖）。むしろ自分の目が先にきつく睨むので相手の目も影響を受けてきつくなるのだ，ということが「分かってきた」。そのうえ自分の視線が定まらなくなり，心ならずも横にいる人を見てしまうので他人に不快な感じを与えることにも気がついた。そのため皆が「嫌な眼」，「きつい眼」，「おかしな眼」と言ったり，不快そうな表情をして顔をそむけたり，下を向いたりしていた（関係妄想：自己視線妄想）。

　D社には10カ月ほど勤めたが，上記の状態のため耐えきれず，退社して3カ月くらい休養した。暗いところならば楽ではないかと思い，喫茶店で働いたが同じことであったので短期間でやめた。また自分の目つきが悪いのは一重瞼のせいかもしれないと思い，二重瞼にする手術を受けた。しかし状態は変わらなかった。某眼科も受診し，異常ないと言われたが納得せず3,4カ所眼科を変えて受診した。しかしいずれにおいても同じことを言われた。

　19歳の11月になり，N社で臨時工として働くようになった。その頃はすでに視線恐怖の生ずる場面が職場のみならず，映画館，乗物の中，待合室などといたるところにまで広がっていた。その頃また某眼科を訪れたが，今度は精神科受診をすすめられ，翌年2月（20歳）になり，D病院精神科受診ということになった。ただし，その時点でも自分は器質的な「眼の病気」であると考えていた。そこでは1日量ジアゼパム diazepam 15 mg，バルビタール barbital 100 mg の処方を受け，やや気持ちが楽になったという。しかし十分には納得せず，会社の診療所を訪れそこからわれわれのF病院精神科を紹介された。

　なお職場の上司の話によれば，ときどき「頭痛」という理由で欠勤することはあるが，仕事ぶりは人並みであり，自分から進んで仲間の中には入ろうとはせず受け身で無口である，とのことであった。診療所では「光過敏症」だか

らサングラスをかけてみてはどうかといわれ，薄茶色のサングラスをかけるようになった。F病院へは2週間に1度ならば可能ということで通院することになった。なお，面接中は顔をこちらに向けて応答するが，治療者の目はまったく正視せず，眼を伏せていた。

対人恐怖的な面についてはすでに小学4年頃に，授業中「先生に当てられると顔がさっと赤くなる」ということが始まったが，それが悩みにまでは至らなかった。苦になりはじめたのは中学2年頃からであり，授業中だけではなく友達と一緒にいるとときどき気になっていた。しかし視線恐怖が始まってからはあまり気にならなくなったという。赤面恐怖の「原因」については患者自身が後になって，家が貧しくて絶えず劣等感をもっていたことと関連づけて解釈するようになった。

目付きについては，正面の相手に対しては「鋭い」，「威圧する」というように攻撃的な印象を与えるという悩みが中心であったが，横にいる人に対しては「おかしな目」，「いやらしい目（必ずしも性的な意味ではない）」によって他人に不快な感じを与える，という悩みが中心であった。面前の他人の視線を見ると身体が「ぞっ」とするし，精神が集中できず，自分の視線も定まらなかった。

症状の出やすい他人は，最初のうちは同僚のみであったが，そのうち目上の人，仕事上接触のある人，乗り物，待合い室などで前や横にいる人へと広がり，同年齢およびやや年上の人，神経質そうな人の場合はとくに苦手であった。男女差はあまりないが，強いていえば女性の場合の方がややよけいに気になった。

目と目が合うと何かが発するようで，相手も「つっと」横を向いてしまうし，こちらは圧迫感のため目が痛くなるし，それが胃にもこたえて，絶えず胃の調子が悪い。

翌年になって「こちらの精神的苦痛が相手にも伝わり，相手の目も硬くて動かなくなる」と訴え，大磯ら[23]の考察した「自己の状態がうつると悩む病態」も呈した。またその頃には，目付きは精神安定剤を服用すると少し和らぐ，と語り，さらに「自分が意識すればするほど目付きが鋭くなり，相手もそれに応じて鋭くなる」と述べ，目の症状と自らの意識との相互関係を認めるようになった。しかしその一方で，「瞼の手術を受けてから右の上眼瞼が少し下がってしまったので，疲れたときや寝不足のときはそこの動きが悪くなり，目付きが悪くなる」と醜形恐怖的に訴えた。このためその年の7月には右上眼瞼を吊り上

げる手術も受けたが,「目付き」はいっこうに変わらなかった。その後ときどき眼科を受診したりした。仕事は続けていたが,やはり正面の相手に対してはこちらの眼がきつくなり,目が合うと相手の目付きもきつくなってくることと,眼の焦点が定まらないので横の人の方も見てしまい,不愉快な感じを与えてしまうということのために,職場の同僚たちとの付き合いもできず,一人でパチンコをしたりして気晴らしをしていた。

　初診後2年半くらいして次のようなことを言っている。「最近,緊張という問題が自分にもすごく分かってきた。目の疲れも頭痛も緊張しているから起こるし,緊張していると眼の動きが悪くなる」。つまり自分の症状が緊張によるものであるということが,その頃になって身をもってわかるようになったということである。それまでも緊張という言葉を口に出してはいたが,それは頭で考えていたことであって「眼の（器質的な）病気」のために緊張するという観念から抜けきらなかったというのである。しかし矛盾した話ではあるが,その一方では目付きに関する関係妄想は背景化せず,他人が自分のことを「充血した眼」,「きつい眼」,「トロンとした眼」,「乱視」などと噂するし,視線が合うと相手は「さっと」横を向いてしまうなどと訴えていた。

　通院開始3年くらい経ったところで,自分の性格についての反省を,とくに生育歴と結びつけて語るようになった。彼の語る生育歴は概略次のようであった。

　自分は同胞5人の第3子で長男であった。父親は関西で公務員をしていたが,同僚との口論を機に退職した。その後,職をときどき替えたが最後は工具をしていた。2人の姉は既婚。弟は2人とも独身で家から勤めに出ていた。父親が病気がちであったので母親は内職を続けていた。両親とも子どもたちに対しては何事にも「弁解無用」という態度をとり,話し合うことはほとんどはなかった。弟とけんかしたときは,年上であるという理由で訳も聴かずに自分を叱りとばした。

　小学校へ通うようになって「自分の家が貧乏である」ということが急に気になりだした。服装が皆と比べて特別に粗末であり,自分の態度もオドオドしていたせいか,友達に意地悪され,ひどいときは服のほころびを引っ張られビリビリと破られたこともあった。

　小学4年頃,前記のように「赤面」が始まった。小学5,6年のときは皆が面白半分に町内の委員をさせ,そのうえ協力してくれないので途方にくれたこ

とが幾度かあった。中学に進み弁当を持って通学することになったが，自分の弁当だけおかずが見すぼらしかったので隠すようにして食べていた。中学2年のとき，クラスでお金が紛失したことがあり，そのときは自分が疑われているのではないかと非常に気になった。中学3年になってクラスの女子に関心をもつようになったが，話をするというほどにもならなかった。修学旅行のグループ5人で友達の家，公園，街などへ連れだって遊びに行ったが，無口であるため多少軽くみられているような気が常にしていた。

中学卒業後は進学したかったが，経済的なこともあり工具として就職した。給料も毎月入り，貯金も順調に溜まってきて，貧乏であるという意識も少しずつ薄れて，希望が出てきた。1年あまり経ったところでその貯金を父親に取り上げられてしまった。父親が病気であったときの借金の返済にあてられたが，その事情は後になって母親から知らされた。それ以来人間というものが何を考えているのかわからなくなった。職場でも人間関係に再び敏感となり，他人に対する恐怖感が漠然と出てきた。会社の仲間の中にも入りづらくなり，18歳秋，D社へと職を変えた。視線恐怖の症状が始まったのは前述のごとく，それから1，2カ月経ってからのことである。

そのような生活歴を語って2，3カ月後から「目付き」の苦痛は以前ほどではなくなった。しかし今度は人前で吃るようになった，と訴えた。面接中は吃らないのでそのことを指摘すると，「目付き」の方も診察室では楽になってきており，吃るのもここでは目立たない，ということであった。たしかにそれより以前から，徐々にではあるが診察室では視線が合うようになってきていた。

この「吃る」ということはさして深刻には至らずに終わったが，「目付き」に関する苦痛は頑固であり，程度はかなり軽くなったとはいえ，相変わらず続いていた。

しかし「大分楽になったので病院へ来なくても何とかやっていけそう」ということで通院間隔も次第にのび，初診後3年半で通院は途絶えた。

[症例のまとめ]

この症例は小学4年頃，授業中に指名されると赤面するということが始まった。しかしそれが悩みとなり，範囲も広がったのは中学2年のときであり，このときいわゆる赤面恐怖状態となった。視線恐怖（および妄想）の初発は18歳であり，この症例のようにそのきっかけが明確に本人から語られるというこ

とが，後述する自己臭妄想の場合に比べれば多い。しかし中にはきっかけは思い当たらない，というケースもある。視線については最初のうちは他人の目をおそれる視線恐怖で始まったが，本人にとっては次第に自己視線恐怖の方が一次的であることが明確になってきたのであり，その自己の「目付き」の異常性を，他人の動作や「噂」から確信するという関係妄想を有する点で，単なる恐怖症のレベルを越え自己視線妄想といえる。診断的には後述する「重症対人恐怖症」または「思春期妄想症」と考えられる。このレベルの症例は，一定期間の治療を経て，妄想そのものの訂正がなされないまま，苦痛が軽減したという理由で治療が中断する例は多い。症例もそうであった。

Ⅲ　自己視線恐怖の症状

自己視線恐怖には，対人場面で自分の視線が正面の相手を見るときの恐怖と，横にいる相手を見てしまう恐怖がある。

1．正面の相手を見る恐怖

この中には「自分の目が，かっと見開き，その鋭さに相手が思わず目を逸らしたり，まばたきを始める」「相手に威圧感を与える」などと相手に対する攻撃性が現れることを気にする場合，逆に「こちらの目が死んだような表情になる」「目が硬くなり，訴える力がない」などと自らの目に生気がないことを苦にする場合，「いやらしい目つきになるらしく相手が不愉快そうな表情をする」などと自分の視線に性的な意味または不愉快な意味を与える場合など種々ある。これらの中には恐怖症レベルに止まる症例もあるが，精神科での臨床例では上記のような関係妄想を伴う症例が多い。また，これらはいずれも一次的には自己の視線のあり方に問題を感じ自責的に悩むものであるが，彼らの悩みは自らの視線のあり方が相手に影響を与えることによって，自らがまなざされることと切り離した悩みではなく，自己の視線とその視線をまなざす他人の視線との両者がセットになっている。

正視恐怖は基本的には同じ事態における悩みであるが，そこには自己視線恐怖の例のみならず自己の視線が相手にまなざされることを一次的におそれる他者視線恐怖とでもいうべき例も混じっている。すなわち視線を合わすという緊張関係を恐怖し，相手を正視し得ないのである。

2. 自分の視線が横にいる他人の目を見てしまう恐怖

　正面の相手の前での自己視線恐怖を合併するものもあるが，横の相手を見てしまうと悩む自己視線恐怖単独でも発現し得る。「顔は前を向いているが目玉だけがひとりでに横に並んでいる人の方へと動き，そのため横の人が嫌な気分になるらしく落ちつかない様子になる」「授業中に目玉が『やぶにらみ』のように右へ動いてしまうため，右横の同級生が自分の左目に手をかざしたりして，居心地の悪そうな様子をするので，申し訳ない」などと自己の視線と友達等横にいる人物の動作とを関係づけ，妄想的に解釈し自責的に悩む。またこの確信は「視線が動く」という体感異常にも基づいている。

　このような患者は，自分の目つきが横にいる人に不愉快な感じを与えて申し訳ない，といって影響の及ぶ方向性が自分から周囲へと向いていることを一次的として問題にする一方で「友達があてつけがましく，気分が悪い，という」「目つきが変だと友達同士噂して，自分を避ける」「自分が座ると隣の友達が席を立つ」などと相手側から患者の方へ及ぶ方向性も体験している。時には「相手の視線も不自然にこちらへ動いてしまうらしい。自分の状態が相手にもうつる」などと大磯ら[26]のいう「自己の状態がうつると悩む病態」をもつものもある。

IV　視線恐怖の精神病理

1. 臨床的特徴

　視線恐怖についての症例記述は森田[20,21]によっても早くからなされており，森田神経質の一つとして考えられていた。

　笠原ら[9-12]は視線恐怖そのものの精神病理に立ち入った関心を寄せた。彼らは視線恐怖を次のように段階的に区分している。(1) normal variant，(2) 恐怖症段階に終始するもの，(3) 関係妄想症をおびるもの（ワルター Walter, K.[40]のいう恐怖症性関係症候群 das phobische Beziehungssyndrom，植元ら[35]の思春期妄想症，またより広い概念としてのいわゆる境界例など）。笠原らはこの段階のものを，古くからの対人恐怖という命名を尊重して「重症対人恐怖症」と呼ぶことを提唱している)。(4) 前統合失調症症状としてのそれ。また構造的にも区別し，①「見られる」恐怖と，②他者を「見てしまう」恐怖，あるいは「見えすぎる」恐怖とに分け，そのうち後者に注目して視線が自己統制から

外れて勝手に動いてしまうところに構造の大要をみている。横を見てしまうことを悩む患者らは面と向かっている人を苦にするよりもむしろ，視野の「脇」から「横」にかけて位置を占められると困惑するところから，「横恐怖」または「脇見恐怖」fear of side-glancing と呼ぶにふさわしい，としている。

さらに彼らは症状を出現させやすい対人状況の特徴を次の五つにまとめている。(1) とくに親しくもなく，まったく見知らぬ人でもない中間的な関係にある人々との間に構成される状況，(2) 数人の同等のメンバーからなるグループであること，(3)「三人状況」であること，二人だけの場合よりも第三者が居合わせた方が症状が出やすい，ということである。(4)「横」恐怖症，(5) 間があくことを苦手とすること。

藤縄ら[3,4,12]は，赤面恐怖，自己視線恐怖（ないしは妄想），自己臭恐怖（ないしは妄想），独語妄想（ないしは恐怖），寝言妄想（ないしは恐怖），思考伝播へと至る症状変遷の系列を臨床的に確認し，これらには共通している「何かが洩れ出ていく」という基本特徴が存在していることを指摘し，これを「自己漏洩症状群」と名付けている。なお彼らはその特徴を備え，統合失調症症状としては思考伝播のみをもつタイプの精神病を取り出し，それを作為思考，対話性幻聴，思考吹入その他の影響症状の出現が中心となる統合失調症と区別し，自我漏洩分裂病と名付けている。

植元ら[36,37]は，自己臭妄想や自己視線妄想を主症状とする症例を中心に考察し，「思春期妄想症」という臨床単位にまとめて現存の疾病，臨床単位と区別した。その定型群の臨床的特徴は以下のとおりである。

(1) 思春期発症，(2) 誘因は日常ありふれた状況，(3) 対外的に逃避的で集団参加を避ける態度，(4) 幻聴があるかのごとく述べることはあっても内容は妄想内容に関するものである，(5) 医師との関係は一般的には悪くない，(6) 定型的なものほど依存関係ができやすく静穏化も早いが，悩みの軽減をみたものでも関係神経症的な心構えは残す。病識はもちにくい。

植元らはさらにこの群の中の自己視線妄想と自己臭妄想を比較している。前者（視線群）の方がクレッチマー Kretschmer, E.[16]のいう敏感型に近く後者（体臭群）がより無力型に傾く過敏であり，後者に比して前者は内部葛藤をはらみ，より対決的姿勢を有しており，それらの点で状況の意識化が容易であり，比較的神経症に近い現れ方をする。しかし両者とも自己の視線または臭いのため，

第三章　視線恐怖と自己視線妄想　49

他人を傷つけ迷惑をかけている加害者であると同時に，他者から避けられる被害者であるという悩みをもつ点では共通している。村上ら[22,23]は，この他者から避けられるという妄想を忌避妄想と呼び，統合失調症にみられる被害妄想と比較し，区別している。

　一つひとつの項目を参照することはしないが，前記症例が「思春期妄想症」または「重症対人恐怖症」と診断することは以上より許されることと考える。

2．思春期発症

　植元ら[36,37]の思春期妄想症は定型群8例のうち4例が自己臭妄想を主症状としており，残りの4例が自己視線妄想例であり，その4例の発症年齢は13・15・15・16歳である。いずれも中学後半から高校前半，までにおさまっている。一方，笠原らは，最も多いのは高校から大学前半にかけてである，と述べ，さらに中学時代からすでに赤面恐怖などの単純な対人不安をもっていることはもちろんであるが，自己視線恐怖を典型的に示すためには，ある程度の年齢に達する必要があると考えた。筆者の経験した例でも中学時代発症の例もあるが，18・19歳と植元らの例よりは高年発症の例もある。典型例ではないが30歳代発症の例もある。しかし，これらの例でもその発症が思春期心性と密接に関わっていることは植元らの指摘した通りである。

　植元らは，発症に至るまでの人格特性を準備状態としてとらえ，その発症直前の時期における状態を結実状況としている。

　準備状態としての人格特性は，小心臆病でおとなしい子として特徴づけられる人格構造をもち，"sensitive-withdrawn"（敏感で引っ込み思案）と言い得るし，存在論的には他者のまなざしにさらされ，まなざしにおいて自己が律せられるという意味において受動的被圧倒的存在 passive-betroffen, Angeblicktsein と言い得る。しかしこれだけでは不十分であるとして，"被圧倒性 bettroffen を克服し得る洞察性 Einsehensfähigkeit の乏しさ"という仮説概念も併せ強調した。この「洞察性の乏しさ」は，a）生活史的には，生活領域，関心の狭さ，価値創造の困難さ，b）面接治療場面では，内省力の乏しさや洞察の困難さ，c）対人関係においては，いわゆる自意識の遅れ（後述），d）思考感情のあり方としては，その未分化性，恐怖感情との結びつきによる恣意的思考方法，e）症候学的には観念内容の訂正の困難さと反面，それ以上の加

工発展と変化の乏しさ（たとえば，妄想構築など複雑な妄想内容へと発展しない），などから読みとられる。

結実状況としては，前記の自意識の発達の遅れがとくに重要である

植元ら[36-38]の言う自意識とは，"対象化されることの意識による対象視""対象視の成長に伴う被対象化"である。

前記の「思春期妄想症」の考察にあたり植元ら[36-38]はこれらの症例が主として思春期に発症することに注目して以下のように考えている。すなわち，小心，臆病でおとなしい性格の，一口でいえば"sensitive withdrawn"（敏感で引っ込み思案）といえる子どもが，"つどい遊び"の時期から，秘密性，団結，親密性，排他性という性質をもつ対象視を帯びてくる徒党時代 gang-age を経て，自意識の高まりが身体的成長と相まって現れてくる思春期に入るのである。それ以前の「つどい遊び」の時期にはまだあまりみられなかった，相手と互いに向き合い gegenüber，互いに相手を対象としてみるという性質を帯びた対象関係が，思春期には急激に比重を増してくる。

この対象視は他者に向かうと同時に自らにも向かい，反省意識として身体的自我の領域における身体意識や精神的自我領域における自己意識となり，これにより自・他の距離化が成立する。その過程では身体の発育と性機能の成長に伴う性化 Sexualisierung を通して生じる世界の相貌の変化が大きな役割を果たす。この自意識の高まりは，単独者としての自己以外を他者であるとする意識，すなわち自他の距離化を完成させる。その一方では他者との接近の強い要求が喚起され，その要求には「他に優れたい，目立ちたい」という優越の要求 need for superiority の型と，「皆と同一でありたい，目立ちたくない」という同一への要求 need for conformity の型との二様式をとるが，この他者との接触を求めつつ他者を（したがって自己をも）対象化するという両方向性の間には循環が出来上がる。この循環は当然緊張をはらみ，反抗，批判，劣等・優越感，感情的興奮，孤独感など種々の感情体験を意識させ，それを通して若者たちを成長させることになる。植元らは，この対象化は小学4年頃から徐々に準備され，中学2年前後に明白に顕現するという。

ピアジェ Piaget, J.[27]は，11, 2歳になると形式的思考が可能になりはじめ，この能力は思考を現実からひきはなし，自発的反省を可能にする，と述べているがその能力の発達は植元らのいう自意識の発達と重なり合っていると思われる。

植元ら[36,37,38]によれば，思春期妄想症者においては，他の若者たちより遅れて，あるいは異なった形において自意識の顕現，すなわち対象視が起こってくる。そのとき彼らが体験するのは周囲の若者たちの世界の相貌の変化である。彼らを取り巻くのは，自我感情が強く，自己意識に富み，高い感情性をもって直感的に判断し，恣意的で自己中心的な，行動性に富む，強い接触要求をもつ若者たちであり，その若者たちの結合が支配する世界の相貌である。これは相互に奪い合いつつ求め合う対象関係であり，秘密に満ちた無気味な関係世界の相貌である。この相貌を感ずることは彼らに元来存在した被圧倒性を極度にまで高めていく。しかしここで彼らは，相貌の変化を意識化する能力である洞察力 Einhens-fähigkeit が乏しいためにその変化に適した体験ができない。彼らがこのような状況の対象視に伴って感ずるのは，圧倒され，まなざされているということであろう。ここで彼らは自己関係づけというあり方で周囲を意識化するに至るのであり，これが思春期妄想症における関係妄想であるという。

3．視線恐怖の意味

内沼[39]にとって視線恐怖は幾種類かの対人恐怖の一つにすぎないのではなくて，対人恐怖発展の一段階を代表していることになる。彼によれば人間存在は羞恥存在である。羞恥はきわめて人間らしい感情であるが，対人恐怖はその羞恥を病理的に加工したものであり，〈人見知り〉→〈赤面恐怖〉→〈視線恐怖〉というように段階的な症状変遷を示し，その変遷に対応して〈羞恥〉→〈恥辱〉→〈罪〉という倫理的推移にも還元される。視線恐怖段階においては，症状発生状況の拡散，自分の恥辱がさらし物にされる（相手に見られる）という被害的意識，それを見返そうとするルサンチマンとしての加害者意識，それを覆い隠そうとする仮面の意識が密接に関連して患者の内面深く根をおろし，この意識に付きまとわれ，他人の視線から逃れ得なくなり，症状発生状況が拡散する。

前記の症例も〈赤面恐怖〉から〈視線恐怖〉へと症状が変遷している。

人間関係の根源は，他者がまなざしによって私を対他存在化（対象化）せしめることにより，対自としての私を否定するか，逆に私が他者をまなざしによって対他存在化せしめることによって対自としての他者を否定するか，という相互変動的関係にある。このように対人関係の根本は相剋にあるというサルトル[28]の論に対しては批判も多い。しかし実際の人間関係においては，

どれほど根深いものかは別にして，そのような相剋という面が存在することは否定できない．内沼[39]はそのことが視線恐怖にそのままあてはまる，と述べている．

内沼の見解を参考にして，われわれの症例の「見てしまう」という自己視線恐怖の「正面」の相手（二人称の他者）を睨みつけてしまう症状と，「横」の他人（三人称の他者）を見てしまう症状との二つについて，次のように解釈できるのではないだろうか．まず両者に共通しているのは「まなざす」，「まなざされる」の相互変動的な関係の均衡がやや崩れ，「まなざす」方が劣性になった状況，すなわち対象化された状況に押し込まれていながら，なお相手を「まなざす」，すなわち円滑な対人関係においては気づかなくても済む「相手を対象化する」という側面に気づかされて，そのことにつきまとう罪意識までもが表面化する，ということである．その場合でも「まなざされる」方が強く体験されているということは，たとえば症例の「きつい目」，「おかしな目」という対象化された眼を悩むことからも明らかである．ましてそれが関係妄想の中に組み込まれているならば，完全に相手の「まなざし」によって対象化されていることになる．

「横」の相手を見てしまう場合は，正面の他者のように二人称の他者ではなく三人称の他者に「まなざされる」のである．この場合は「まなざされる」自分は正面の相手とは質的に異なった形でしか相手を「まなざす」ことができない．このような場合の「統制困難」状態，あるいは脱主観的状態において，他者によって「まなざされる」ことにより「視線が定まらなく」なり，「横の他者を見てしまう」という形で「まなざして」しまうのである．それによって「相手に不快感を与えてしまう」という，いわば想像化されたまなざしに基づく罪意識を体験するのである．

4. 日本的独自性

前項のように自己視線恐怖が，他者との「まなざす」，「まなざされる」という人間関係の根源，あるいはそのように表現したくなるほどの深いところに根ざしているとすれば，日本に限らず諸外国にも，同じ悩みをもつ患者がいても不思議ではない．しかし，笠原ら[9-15]も指摘しているように対人恐怖，とくに視線恐怖は，文献で見る限り外国にはあまりみられない．

土居[2]によれば，日本には集団から独立した個人の自由が確立されていないばかりではなく，個人や個々の集団を超越するパブリックの精神も乏しい。それと裏腹の関係であろうが，日本では遠慮がない身内の世界，遠慮を働かす必要のないまったくの他人の世界との間に中間帯として遠慮の働く人間関係がある。そこでは互いに思いやったり，察し合ったりするので，とくに自己主張しなくても自分の希望が叶えられることもある。すなわち，身内以外においても「甘え」が許容される人間関係である。これは高橋徹[30,31]のいう「私」と「他人」とが表面的浸透しか生じない離散的人間関係と，「私」と「他人」とが人間的深さにまで全体を融合させうる収斂的人間関係との中間に当たる共同的人間関係の世界と，ある程度重なっている。

藤田千尋[5]は，日本人の羞恥のあり方は，家族で代表される「ウチ」とそれを隔てる「ソト」の所属性の意識がきわめて異なる点に特徴があるとみている。そして個人の分化が不十分で自立性が弱いため，他人の視線の前では，劣等とか善悪の基準を気にし，自己内部の劣等部分が透視されやしまいか，という不安や警戒を伴う羞恥が引き起こされる。その一方では，向上心を動機づけることになり，内面での激しい抗争を起こすことになる。すなわち，羞恥をあらわに示さないで自己を顕そうとする態度である，という。

小川ら[25]によれば，日本人は他者を評価するにあたり非言語的コミュニケーションに頼る傾向があり，それはとりわけ雰囲気的なものによって行われるが，それは一般的にいわれているように嗅覚的なものではなく，むしろ視覚的イメージの現象であるという。

このようにみてくると，諸外国，とくに欧米人に比べて日本人は，対人関係において自分の考えを言語化することが苦手であり，むやみに言語化しなくても察してもらえるし，さらにあまり言語化しすぎたり身ぶりで明確に意志を伝えたりすると「自己主張が強い」とか「態度が大袈裟」などと言われ，他人から疎まれかねないという文化が存在する。

このような状況の下で居合わせる者同士が互いに相手の気持ちや考えを理解するには，微妙な身のこなし，表情，とりわけ視線の動きや強さに神経が過度に集中するのは当然のことといえよう。

日本の礼法では視線の位置，相手をまなざすタイミングや時間の配分などが，その場その場できめ細かく配慮されているということは上述の事情と関連があ

ると考えられる．
　ちなみに同じ東洋でも中国では，対話中に相手の視線を逸らすのは失礼に当たると考える習慣があるため，緊張することはあっても相手の視線を避けないように努める[8]，とのことである．

5．日本人と視線

　会話中に相手の目を見ていないと失礼あるいは不誠実であるとされる国も多いと聞く．福井[7]の著書には，ニールスン，ケンドン，メイヨウらの英語圏における研究が紹介されている．それによれば，話しているときは相手を見ないけれども，聴いているとき相手をよく見ているのが対話中の基本的な視線行動であり，話しはじめるとき，話し手は目を他へ逸らし，話し終えるときは相手を見る．聞き手が目を逸らすときは，話しはじめたいという意志表示となり，相槌を打っているときは，相手の話に聞き入っているときで，凝視し続けているが，同意の言葉を言うときは目を逸らす．しかし黒人同士の場合は，話している方が相手を見ており，聞き手は目を逸らし白人同士の対話とは逆のパターンを示す，とのことである．
　このように截然と区別できるか否かは筆者には分からないが，視線がコミュニケーションにおける重要な位置を占めている事実は国の別を問わないといえる．しかし視線のもつ意味あいは国柄によってかなりの違いがあると推定される．もちろんもっと細かく見れば同じ国の中でも地域により異なるし，人間関係あるいは会話の内容によっても視線のあり方は異なるであろう
　小川ら[25]は西欧では数人のグループの雑談においても近い二人称の他者と遠い無関係な三人称の他者とにその都度はっきり分極化されているのに対し，日本では三人称の他者が常にまったくの三人称でではなく，二人称との中間距離に置かれている，と述べている．しかし日本人同士といえどもまったく縁のない者同士がこのような関係を形成するのではなく，隣近所の人々，仕事仲間，学校友達など限られた範囲においてであろう．土居[2]の言う「甘え」が許容される人間関係，高橋徹[30,31]の言う共同的人間関係に相当し，ここでは日本人同士の間でよくみられる三人称的関係と二人称的関係の交錯した特異な小社会が形成されている．すなわちここでは，二人で話をしているつもりでも三人称関係のまなざしがまとわりついているし，横に並んで授業を受ける，仕事をす

るなどの三人称的関係であっても二人称的まなざしが混入するのである。前述した正面の相手を見る際の自己視線恐怖と横の他人を見てしまうタイプの自己視線恐怖とは，ともにこのような二人称と三人称との交錯した人間関係に基づいているとみることもできる。このような社会では，人々はとくに自己主張しなくても互いに気を配ったり察し合ったりするので，対人場面では態度，表情，とりわけ視線が重要な働きをするのであり，実際対人場面で相手と視線を交わすことにまつわる緊張または恐怖は，程度の差こそあれ多くの日本人が感ずるものである。そのことは人と対面する際の視線の合わせ方，外し方など作法としてときどき語られていることからも分かる。これは対人恐怖者，とりわけ視線恐怖者の最も苦手とする小社会である。

視線そのものをテーマにする神経症，あるいはそれよりやや重い病理をもつ病態の研究がほとんど日本に集中している[10,11]由縁もそうした土壌に求められる。もっともこのような症例は他国にも存在するが，研究のテーマになっていないだけであるかもしれないし，まったく別の視点からとらえられているという可能性もあり得る。これについては李[17]の指摘するように，同種の症例は存在するかもしれないが，「対人恐怖」の延長という視点が外国にはないだけである可能性もある。それに関連して，バラ Vallat, J-N. ら[40]の記述した X 婦人，シャクテル Schachter, M.[29]の記述した 18 歳のルシエンヌ Lucienne は視線恐怖に近い症状をもっていると思われるが，それらはいずれも他の症状とともに醜形恐怖の一症状として取り扱われている。ちなみに韓国で，李[17-19]が Social Phobia の重症例の研究を発表しているが，その中には視線を主題にする症例が含まれている。彼の研究について筆者[32,34]は以前若干紹介したことがあり，成田[24]も最近やや詳しく論及している。

V 疾病論的位置づけ

自己視線恐怖は他の対人恐怖と同様その重症度は一様でない，笠原らはこのうち関係妄想性をはじめから帯びた類型についてとくに考察し「重症対人恐怖症」と呼び，単なる対人恐怖症とは区別することを提唱している。

彼らはまたパラノイアとの関係についても考察し，クレッチマー[16]が敏感関係妄想の軽症例としてあげた習慣性関係神経症 habituelle Beziehungsneurose ないし，ガウプ Gaupp, R. の頓挫性パラノイアとも類似するが，これ

らには「他者を傷つける」ことをめぐる自己関係づけの例はないので，自己視線妄想例を「他者中心性」関係神経症あるいは「他者中心性」軽症パラノイアと呼んで区別した。

植元ら[36, 37]は，自己視線妄想，あるいは自己臭妄想などの異常な妄想確信をもつが，その他の点において病前人格と反応の仕方の間に本質的変化がなく，治療関係は未熟な青年期にあるものたちとの関係に類似し，そこに異質な非疎通性を感じさせることなく，症状静穏化後にも人格水準低下を認めないなどの特徴を有する一群の症例を統合失調症と区別して思春期妄想症という臨床単位に属すると考えた。

ところで，この思春期妄想症または重症対人恐怖症は神経症よりは重症であり，統合失調症ほどの重症性をもたない点で境界例の一型となす，と考えられる。

笠原ら[13, 14]は境界例を「より精神病に近い」群と「より神経症に近い群」とに二分して，前者に属する症例の中心は，ホック Hoch, P. らの偽神経症性統合失調症またはそれと類縁の病態を示す症例であり，今日日本でも境界例として広く研究されている「アメリカ型」の境界例もこれに入る。後者の中心は思春期妄想症または重症対人恐怖症である。これは日本以外ではあまり研究されていないので「日本独自性を持つ境界例」[15]といえよう。

なお国際疾病分類（ICD）の第9版，および米国精神医学会による診断と統計マニュアル第3版（DSM - Ⅲ）までにおいては，これらの症例を分類して入れる項目がない。（その後日本の関係者からの働きかけもあり，1987年に出版されたDSM - Ⅲの改訂版DSM - Ⅲ - R，2000年に改定されたDSM - Ⅳ - TR および1992年のICD-10の中では，ここで取り上げてきた症例は妄想性障害の中へと位置づけられている。）

Ⅵ 治 療

軽症例は比較的早期に軽快することがある。しかし精神科外来を受診するほどの例の場合は，ことはそんなに簡単なものではないことが多い。とくに治療目標が症状の除去におかれた場合は「非常に困難」といわざるをえない。

森田正馬は[21]ある患者への回答としておよそ次のように言っている。すなわち，「眼が凄くなる」のは，自由に動かんとする自然な目を見てはならないと故意に牽制しようとするためである。したがって，眼の動くままに放任すれ

ば治る。そのためには，次のように心をもつことが必要である。(1) 症状そのものは防ぐことができないものである。(2) 怪我が痛く，恥ずかしいことは苦しく悩ましいのは当然であるから，それをなんとかしようとせず忍受すること。(3) 長上の人や知人と交話するときは，日本の礼法としては，その人の膝の先，胸部などの近くをぼんやり見ながら，先方が何かいうときまたは自分の意見を確かめるとき，先方の顔を一寸瞬時，盗み見るのが法で，それが人情の自然である。ことさら相手を見ないようにしたり目を見つめようとしたりしてはかえってよくない。(4)「顔が上げられなくなる」ならばそのままオドオドして恥ずかしがっていればよい。

　森田のこの方法は，症状そのものを取り去ることではなくて，症状そのものをそれとして受け入れることを患者に求めているのである。一見簡単なことのようではあるが，重症のケースには通じにくく，そのまま適用する訳にはいかないが，治療の経過においてタイミングを考えながら，この考えを少し穏やかな形で取り入れることはかなり有効であるように思われる。

　内沼[39]によれば，視線恐怖の治療技法は基本的には赤面恐怖段階の対人恐怖に対するそれと同じであり，その要諦は羞恥という人間の根源に還帰させることである。そしてとくに，他人の信頼に不安を覚える視線恐怖患者には対しては，患者の悩みに共感をもって耳を傾け，患者の生活上のさまざまな問題に対して親身にかつ根気よく相談に乗るという，精神療法の基本である受容と支持の姿勢が治療者に要求される。具体的には，視線恐怖が人見知り段階から赤面恐怖段階を経て発展したものであることを患者と話し合い，その症状変遷が症状克服の努力そのものであることを指摘し，それを事実として受け入れさせる。

　高橋徹[31]によれば，表示の意味にはその内容の字義どおりの意味と，関係のあり方の違いにより左右される意味とがあり，後者はメタ水準の側面といわれ，対人恐怖症者はそのメタ水準の相互伝達の定義がなされない状況に置かれてしまっているのである。しかし治療者の前では症状そのものを出すのではなくて，症状「について」語るという事実があり，メタ水準の相互伝達がある程度なされていると考えられる。そこで治療者の役割は，その特殊で有利な立場を生かして患者のメタ水準の相互伝達の可能性を目指すことにある。

　山下[42]の治療目標は，患者の考えや感情を心のひだまで触れて理解し，感じとろうと努め，そして患者も自分が深く理解され，共感されていることを経

験する、ということにつきる。しかし治療者と患者との距離をいかに保つかには絶えず注意を払わなければならない、ということもつけ加えている。

藤田早苗[6]は思春期妄想症の治療を精神分析の観点を取り入れながら論じ、過去から現在にわたる患者の諸体験を貫いている基本力動が、幼児期の家族力動との関連で洞察されることを最終目標にして、治療過程を4段階に分けて詳述している。治療関係としては穏やかではあるが強い陽性転移を重視している。

別のところ[33]述べたように筆者は、受容的支持的に接しつつ、機会をとらえて、患者の精神的成長を促すべく適当な質問あるいは助言などをすることにより、患者の精神的発達を焦らず根気よく待つ、ということにしている。年月を経るうちに、本人の成長とともに症状そのものは消滅しないまでも、日常生活における比重が小さくなり、苦痛も軽減する例が多い。

重症例に対して特効薬的効果を発揮する精神療法が見あたらない現況においては、症状を除去しようと意気込まないようにして、患者も治療者も無理をしすぎないように、しかも治療が継続するようにと工夫することだけでも、強いていえば一つの治療法ではないか、と考えている。

薬物療法は、苦痛が軽減するという点において、その程度の個人差はあるがほとんどの例で有効である。症状のためにひきこもり、社会生活に参加することができなかった例が薬物と精神療法によりそれが可能になったという例も少なくない。

VII おわりに

視線恐怖、とくに自己視線恐怖および妄想に注目しながら症例の記述と考察を試みた。

臨床的特徴、思春期発症、視線恐怖の意味、その日本的独自性などについて検討した。診断と治療についても若干触れた。

あらゆる分野において国際交流が盛んになった今日において、上記の諸知見がどのような形で病態独特のものとして残り、またどの点がその特性を失うのか、今後の推移を見守ってゆきたい。

この章（項）は以下2つの論文をまとめたものである。
1．恐怖症−視線恐怖症＝臨床精神医学第17巻2号，189-196頁 1988年
2．思春期妄想症とその近接領域−自己視線恐怖＝臨床精神医学第19巻6号，882-886

頁 1990 年

文　献

1) 青木勝：視線恐怖・体臭恐怖——妄想離脱後の治癒像をめぐって．臨床精神医学，17: 189-196, 1988.
2) 土居健郎：『「甘え」の構造』弘文堂，1971 年．
3) 藤縄昭：自我漏洩症状群について．土居健郎編『分裂病の精神病理1』東京大学出版会，1972 年．
4) Fujinawa, A., Kasahara, Y.: The psychotic experience of having self or part of self escape into the extenal world. In: World Biennial of Psychiatry and Psychotherapy (ed. by Arieti, S.), Bd. Basic Books, 1973.
5) 藤田千尋：「人見知り」と「対人恐怖」．精神分析研究，15: 20-26, 1969.
6) 藤田早苗：思春期妄想症の精神療法について——穏やかな陽性転移の持続を期待して．川久保芳彦編『分裂病の精神病理9』東京大学出版会，1980 年．
7) 福井康之：『まなざしの心理学——視線と人間関係』創元社，1984 年．
8) 徐 沐群（名古屋大学精神医学教室中国人留学生）：私信．
9) 笠原嘉：人みしり〈正視（視線）恐怖症についての臨床的考察〉．精神分析研究，15: 30-33, 1969.
10) Kasahara, Y.: Fear of eye-to-eye confrontation among neuotic patients in Japan (working paper) Cultur & Mental Health Program, Social Science Research Institute, University of Hawaii, 1970.
11) Kasahara, Y. & Sakamoto, K.: Ereutophobia and allied conditions. A contribution toward the psychopathological and crosscultural study of a borderline state. In: World Biennial of Phychiatry and Phychotherapy (ed. Arieti, S.), Bd. I. Basic Books, New York, 1971.
12) 笠原嘉，藤縄昭，関口英雄，松本雅彦：『正視恐怖・体臭恐怖』医学書院，1972 年．
13) 笠原嘉，加藤雄一：分裂病と神経症との境界例について．宮本忠雄編『分裂病の精神病理 2』東京大学出版会，1974 年．
14) 笠原嘉，村上靖彦：再び境界例について——強迫と妄想．木村敏編『分裂病の精神病理 3』東京大学出版会，1974 年．
15) 笠原嘉，原健男：境界例・非定型精神病——概念について．懸田克躬編『現代精神医学大系 12』中山書店，1981 年．
　（12, 15 はともに笠原嘉『精神病と神経症』みすず書房，1984 年所収）
16) Kretschmer, E.: Der Sensitive Beziehungswahn. Springer, Berlin, 1918, 1950, 1966.（切替辰武訳『敏感関係妄想』文光堂，1961 年）．
17) 李 時炯：私信，32) を参照されたい．
18) 李 時炯：重症社會恐怖症의精神分裂病의鑑別診断．神経精神医学，24: 265-274, 1985（韓国）．
19) Lee, S. H.: Social Phobia in Korea. The first cultural psychiatry symposium between,

Japan and Korer, Seoul, 1987.
20) 森田正馬:『森田正馬全集第三巻』(高良武久,大原健士郎,中川四郎編) 白揚社, 1974年.
21) 森田正馬:『同第四巻』1974年.
22) 村上靖彦,大磯英雄,青木勝,高橋俊彦:青年期に好発する異常な確信的体験.精神医学, 12: 573-578, 1970.
23) 村上靖彦:思春期妄想症について.笠原嘉,清水将之,伊藤克彦編『青年の精神病理 1』弘文堂, 1976年.
24) 成田善弘:対人恐怖症——最近の見解.『現代精神医学大系 '88-A』中山書店, 1988年.
25) 小川豊昭,笠原嘉:構造としての対人恐怖パラノイア.高橋俊彦編『分裂病の精神病理15』東京大学出版会, 1986年.
26) 大磯英雄,小出浩之,村上靖彦,富山幸佑,殿村忠彦:青年期に好発する異常な確信的体験(第二報)——自己の状態が移ると悩む病態について.精神医学, 14: 49-55, 1972.
27) ピアジェ,J.:『思考の心理学』(滝沢武久訳) みすず書房, 1968年.
28) サルトル,J.:『存在と無——現象学的存在論の試みⅡ』(松永信三郎訳) 人文書院, 1956年.
29) Schachter, M.: Névroses dysmorphiques et délire ou conviction délirante de dysmorphie Ann Méd-psych, 129: 723-745, 1971.
30) 高橋徹:対人恐怖の精神病理.精神経誌, 68: 699-716, 1966.
31) 高橋徹:『対人恐怖——相互伝達の分析』医学書院, 1976年.
32) 高橋俊彦:日本的独自性をもつ境界例.平井富雄編『現代人の心理と病理』サイエンス社, 1987年.
33) 高橋俊彦:重症対人恐怖症(思春期妄想症).清水将之編『今日の神経症治療』金剛出版, 1987年.
34) 高橋俊彦:視線恐怖症.臨床精神医学, 17: 189-196, 1988.
35) 高橋俊彦:思春期妄想症の長期経過例と分裂病との関連について.村上靖彦編『境界例の精神病理』弘分堂, 1988年.
36) 植元行男,村上靖彦,藤田早苗,鈴木恒裕,青木勝,土川隆史,大磯英雄:思春期における異常な確信的体験について〈その1.いわゆる思春期妄想症について〉.児童精神医学とその近接領域, 8: 155-167, 1967.
37) 植元行男,村上靖彦,藤田早苗,鈴木恒裕,青木勝,土川隆史,大磯英雄:思春期における異常な確信的体験につい て〈その3.妄想観念の成立,固執について〉.児童精神医学とその近接領域, 8: 179-186, 1967.
38) 植元行男,藤田早苗,村上靖彦,鈴木恒裕,坂田恩,高橋俊彦,浅井史朗:思春期のもつ精神病理学的意味〈いわゆる正常な危機について〉.児童精神医学とその近接領域, 9: 197, 1968.
39) 内沼幸雄:『対人恐怖の人間学』弘文堂, 1977年.
40) Vallat, J.-N., Leger, J.-M., et al.: Dysmorphophobie, Syndrome ou symptome? Ann Méd-psych, 129: 45-66, 1971.
41) Walter, K.: Über das "Phobische Beziehungssyndrom". Nervenarzt, 36: 7, 1965.
42) 山下格:対人恐怖の心理機制および治癒機転.精神医学, 10: 35, 1968.

第四章　離人症状——その統合失調症，うつ病および神経症における意味

I　はじめに

離人症は自己意識，身体意識，外界意識に関する独特の変化感を主とする症状であり，たとえば「自分が自分でなくなったみたい」「自分の身体がしっくりと自分に合っていない」「周囲の事物を見ても薄い透明の膜で隔てられているようでぴったり感じられない」などとさまざまに訴えられる。

ヴェルニッケ Wernicke, C. の影響を受けたハウク Haug, K.[5] はこれらを自己精神の離人症，身体精神の離人症，外界精神の離人症の三つに分けている。

離人症をもつ症例を脳血管系の過敏に由来する脳の充血の結果であると考え，脳心臓神経症 névropathie cérébro-cardiaque と命名し，最初に報告したのは，クリサベール Krishaber, M. (1872) であり，離人症 dépersonnalisation という言葉を最初に使用したのはデュガ Dugas, L. (1898) であり，彼は人格の疎隔 aliénation de personnalité の意味に用いた，といわれている。このあたりはすでに諸家[5,8,15]が整理して紹介している。

その後離人症については，これを固有の疾患単位と考える立場，神経症，うつ病，統合失調症などにおける一症状である，とみる立場などいろいろの角度から多くの研究者が論考を繰り返して今日に至っている。

わが国においても，他の疾患の随伴症状としての「離人症様」症状とは別に，離人症が主たる位置を占める症例を固有の臨床単位として認める立場（清水[15]その他）から，あるいはそれに対する慎重な立場（井上[6]その他）からの論述がなされてきている。

離人症を固有の臨床単位とみない立場の中にも，その典型をうつ病にみる研究者もいれば，それを統合失調症の症状と考える臨床家もいた。これは各研究者の診断基準が異なることに起因するのみならず，離人症の症状にもいろいろ

あって，その不均一性にもよると考えられる。それに加えて離人症状そのものが種々の心的機制の加工をあまり複雑には受けていない比較的純粋な状態であるため，種々の病態の初期，発生機，あるいは萌芽の状態ともみられ，種々の解釈を許し得る点にも留意する必要があろう。一般の臨床においては，固有の臨床単位を認めたくなるほど離人症状が終始中心症状である症例もある。また単に神経症，うつ病，統合失調症のみならず境界例を中心とするパーソナリティ障害，あるいは器質的脳疾患においても離人症状はみられうることも周知の事実である。本稿では統合失調症との関連で離人症を取り上げ，他の精神障害，主にうつ病，神経症に現れる離人症状との比較検討を試みる。

II　症　例

まず統合失調症例にみられる離人症状を記述する。別のところ[16]に記述したことのある症例であるが離人症状のところを少し詳しく記述する。

[症例]　V　高校2年の女子

6月，家の中が妙な雰囲気に感じられ，両親が本当の親に思えなくて，食事もせずに呆然と突っ立っていることが多くなり，某精神科を受診して入院した。院内では，廊下等で無表情に不自然な形で立ちすくんでいることが多く，理由を尋ねても最初は「自分でも分からない」と答えていた。

入院後2カ月ほどして自分自身の問題を語るようになった。「ずっと以前から誰と話をしていても外面だけ作った形になり，本当の自分が出てこない」「どうしたら本当の自分が現れるのか分からないので，廊下でも突っ立っている」「胸が空洞になっている」「他人の身体を身につけて生まれてきたような気がする」という離人体験が中心であった。また「本当は別の境遇に生まれたはずであるのに，今の両親の子どもということになってしまっている。両親の気持ちの通じ合いがないからそう思う」などと両親否認を離人感の延長から説明したりした。

その数カ月後からは次第に，自らの離人体験を迫害妄想や作為体験と結びつけて語ることもあるようになった。「他人の妨害のためにこうなっている，ということがわかりました」「自分というものがなくなってしまっているので，自分の行為は自分がしているのではない」「私の体の中に不透明な感情が入っ

ているため，つきつめて苦しむよりは，適当なところで諦めてしまう」。また強迫症状も出現した。「外へ出るときは1回とか3回というように奇数回入口のドアを通るのはよいが，偶数回になるともう一度入り直して奇数回にする。そうしないと悪いことが起こるような気がする」。あるいはまた常同行為ともとれるような行為を，離人症状とも強迫症状ともとれる体験として語ることもあった。「髪の毛のカールでも1回や2回ではなく何度もやりなおしているうちにやっと自分が現れてくる。どうしてこんな馬鹿々々しいことを何度もやらないと自分が現れてこないのかなと思う」。

約1年間の入院で翌年の6月に退院した。その後も被害妄想，幻聴，作為体験などのいわゆる統合失調症の陽性症状や強迫症状も存在したが，その核としては重症の離人体験があった。退院後に筆者に手渡した手紙の抜書を以下に記す。

「先生，私は今自分が漠然としすぎていてわからないのです。……私は今，世の常，当たり前のことをなくしてしまったようで，とても世間が，自分がこわいのです。……何回目かでやめると，そのまま悪いことが起こると思ってやり直したりするのです。……学校と駅の間を3時間半，往ったり来たりしていました。……私は自分がよく分かりません。これは精神病の原型的な例でしょうか。……生命感，生きている実感がうすいようです」。

また別の日にも以下のような内容の手紙を持ってきた。「……人間らしく生きるということはどういうことですか，と思います。これはとてもつらいことなのです。……自分の時間にもっと必死になって浸ろうとしますがうまくいきません。現実的になるにはどうしたらよいでしょうか。現実から遠のいてしまったという感じです。……先生とお話が終わった後，ふつうの人なら，どうもありがとうございました，とか言うけれど私の場合，去年の7月に看護学生さんに教えてもらったときから言いはじめたので，そのへんの節度が分かっていないのです。こういうところが狂っているみたいです……」。

次は神経症と思われる例である。

[症例] L　初診時23歳　大学3年医学部男子学生

2月，「集中力がない」「頭がボーッとする」「目と頭の間に膜がモヤモヤ張っているような感じがする」などという主訴により来院した。本人の話は次のよ

うなことであった。前年の暮れからその年の始めにかけて高熱のため2週間某病院に入院した。退院時すっかり熱は下がっていた。2月に試験があるのでその1週間前から準備を始めたが，ボーとして集中できず本の内容が頭に入らなくなり，目と頭の間に膜が張って隔てられているような，両側頭部に物が何か詰まってキューーと締めつけられているような感じがするようになった。試験が終わった後は気にならなくなった。次の試験は3月にあり，その科目は難しいので1カ月前から準備を始めた。ところが，勉強をしていないときでも，何かに隔てられてフワッとして宙に浮いているような感じがして，何をやるにしても密着性を感じないし，物を見てもそれが浸透してこない。本を読んでも頭の中に浸透しなくて，上っ面でみている，といういう感じになる。麻雀をしていてもぱっぱと頭に浮かんでこない。「あまり精神的に自分を追い詰めないよう」にと助言して，抗不安薬と，寝つきが悪いというので睡眠導入剤1錠を処方した。以下経過を記すが——のあとは本人の陳述によった。

　3月○日。——薬はのんでいたが大して気分が落ち着くということはなかった。本を読んでいて頭へ入らなくても「焦らずに気長にやるか」と思うようにしたところ，キューッと締めつけられる感じは少なくなったが，もう一つすっきりしない。あることを筋道立てて考えていくことができない。漫然と読んでいると頭に入らないので，声を出して読むと少しはよい。顔をしかめて頭がぼんやりするのを防がないと，さっと表面だけ通り過ぎてしまう。

　その2週間後。——先日テストが終わったが，それでもすっきりしない。もうすぐ口頭試問がある。友達と勉強会をやっているがなかなか覚わらない。焦らずにボツボツやっていると少しは覚わる。

　定期的に通院するようにと勧めたが，時間がとれないということで結局2カ月程様子を見てから自分で決めるということになった。その後はまったく不定期に筆者のところへやってきた。薬物も抗不安薬，抗うつ薬など使用したこともあったがいずれも効果はなかった。本人の希望によりCTスキャンも終夜脳波も施行したがいずれも異常所見はなかった。

　その後大学4，5，6年のときも忘れた頃にひょっこり現れて同じような内容を訴えた。——試験は，時には追試験もあったが，どうやら通ってきた。友達にも「お前そうはいっても試験は通っているから大丈夫だよ」と言われる。しかし頭に浮腫ができているようで覚えようとしても，脳の表面ではねかえして

しまうような感じで，頭に入らない．ときどき頭がキューッと締めつけられるような感じがする……．

　卒業して1年後．――医師国家試験も合格して研修しているが，入院患者の名前と顔がくっつかない．頭が全然働かず，新しい知識をまったく受付けない．睡眠は十分とれているが，昼間でも眠っているようなものである．

　その10年後，ある病院で立派に医師として働いていた．「どうにか人並にやっています」と謙虚な言い方ではあるが，以前の悩みを訴えることなく，仕事の話をしていた．

　この症例は，体感異常，疎隔体験，思考障害感などに注目すればグラッツェル Glatzel, J. ら[4] の内因性若年無力性不全症候群と類縁の病態ともとれるが，後述する理由で，筆者はこれを神経症の範疇で捉えている．

　次の症例も筆者が外来で経験した例である．

[症例] M　初診時26歳の女子事務員

　記憶力の減退，日常作業能力の減退などを訴えて内科外来を自ら受診した．一般検査の結果異常が認められず，精神科へと紹介された．二人姉妹の長女で，妹は23歳．父親は商売をしており，母親もそれを手伝い，使用人も数名いる．途中（　）内は筆者の説明，〈　〉の中は筆者の質問であり，――の後はそれに対する本人の返答である．

　初診時本人は次のように語った．私はもともと根気や記憶が悪く，何もできない人間です．家庭医学書をみたら破瓜病という項に「感情鈍麻」「自発性欠如」などと書いてあり，その通りです．病気というよりも性格かもしれません．もともとのんびりとしていて，気力がなくて，執着がない．集中力もない，何も覚わらない，何もできない．もともと感情が薄く，何をしても物事の脈絡がないので，話をしても残らない．反応が出ない．物事が私を頭越しにとりおこなわれてしまって，私を通過してしまって，何となく今まで来てしまった．自分の人格が無色だから，というよりも個性がないので人に嫌なことも言わない，というより話す内容もないので，嫌われることがないため，ここまできてしまった．書類を見ていても始めから全体を見ずに目に付いたところだけで反応してしまう．それも内容を覚えていない．紙がめくれない，身体ができていない，

こうやって見ていても読んでいる間がない。時間が過ぎてしまう。
　〈このような状態になったのは何時からですか〉——生まれたときからです。
　〈しかしあなたは大学の試験も通ったことですし，少なくともその当時は本の内容が頭に入っていましたね〉——何も知らないのに流れに乗って通ってしまいました。卒論も本を写して通ってしまって，何も身についていない。もともと何もなかったのです。
　この電話（診察室の電話）を見ても距離感がありません。身体が普通の人のようにはできていないのでつまづいたり，ぶつかったりはしょっちゅうです。ここまできたら自殺を考えなければいけないのですが，のんきにのうのうと今まで来てしまいました。回りの整理もできないし，仕事の段取りも組めないのです。何かをするにあたっての想像もつかないし，書くときも，何も分からずにやっているのです。
　〈会社で仕事はしていますね〉——他の人にフォローしてもらっているから何とか日常の業務は終わっています。しかし自分では何もしていないのです。
　〈会社で問題にされたことはありますか〉——ありませんが私がいなくても回っていってしまう会社ですから。
　〈自分一人で問題にしているということはありませんか〉——みんな分かっているのでしょうが，なんとなく回っていますから黙っていてくれるのでしょう。
　〈今のように困った状態になったことに気がついたのは何時ですか〉——半年ぐらい前です。こんな状態であっても何となく流れてきたので私はそれまで気がつくことさえできなかったのです。
　もう少し前からのことをきいてみると，次のようであった。
　某女子大学を卒業して，某社に入社して，販売部門に3年間いて，1年足らず前から事務部門へと配置換えがあった。その頃から仕事が何となくやり辛くなってきた。能率も悪く周囲の目も厳しくなり，同僚との雑談もしづらくなった。仕事は得意先の注文を記帳して，業者に発注する営業事務と新しいことを企画する仕事である。受注と発注はしているがその内容を忘れてしまうし，会議においても集中力がないため，発言もできないしメモも少ししか取れない。半年ほど前からとりつくろうことも難しくなった。また，その頃付き合っていたある男性と半年ほど前に別れた。（その男性とは半年ほど付き合っていたが，

家では婿養子を迎えたい意向であり，その男性が実家の跡を継ぐ人であるためもあってなんとなく別れることになったとのことである。なお幻聴の存在は否定した。）

〈今は会社で困っているだけですか〉——家でテレビを見ていても全体は何となく分かるんですが，あの人はどのように感じてどのように表現したかなど人情の機微がまったく分からず，漠然とみているのです。脳が伸びきってしまっている，というより皺がまったくないのです。

（この時点で診断すれば，ブランケンブルク Blankenburg, W.[1] の「自明性の喪失」をも連想させるかなり重症の離人症ではあるが，統合失調症初期の神経症的訴え，うつ病，神経症，湯沢[23] の「内省型」あるいは清水[15] その他が主張するような固有の臨床単位「離人病」などのいずれも，その可能性を否定することができなかった。本人は薬物に警戒的でもあったので，抗精神病薬や抗うつ薬は避け，抗不安薬を処方して経過を見ることにした。）

2回目。——精神安定剤をいただきましたが，もともと落ち着いていますので……。精神のコントロールができない性質で，眠くなるのです。話をしていてまとまらないのでメモをもってきました。（メモの内容は次のようであった。）感情が薄い。人と話ができない。位置感，時間の感覚がにぶい。五官がにぶい。人の話している内容が理解できない。やる気，気力，胆力がない。集中力，根気がない。体がすぐふらつく（筋肉がない）。話すこと，読むこと，行動することに興味がなくて何もしない。しようとすると眠くなる。学習性がない。視野が狭い。考えがめぐらず，とどこおる。人と話すと考えがついていかない。何もやり遂げたことがない。

3回目。——最近ごくごく常識的な判断ができなくなっています。

〈たとえば〉——お客さんがきてお茶を出さなくてはならない，ということに気がつきません。上司に「お茶を出して」といわれて急いで出すとか……。「言葉」が大切なのに，「ありがとう」「ごめんなさい」「お早うございます」「お先に失礼します」「はい」「分かりました」くらいしか使えません。指示を出されても聴き間違いが多く，電話が入っても聴き落としが多いのです。後から報告するとき，頭に全然入っていないので慌てて伝票を繰って確かめるのです。ミスが多いのですがチェックポイントが分からないのです。……最近気づいたのですが，深い付き合いをする友達がいません。高校とか大学時代に友達と一緒

にいたけれど，私は無色無臭で人に嫌がられないから漠然と一緒にいた，というだけ。話もしましたが，自分から喋るということはないし，自分からこうしたいということも今まで一度もありませんでした。

（脳は本当に大丈夫でしょうかと，気にしているので脳の断層写真を撮ることになったが，異常所見はなかった。）

初診後，2カ月あまりの時点で，両親の強い方針に従って会社を辞めた。退職後は家事を手伝いながら着物の着付教室に通ったり，アートフラワー，テニスなどを習っていた。

同じような内容の訴えを続けながら4カ月間通院した時点では「会社にいた頃よりは楽になった」と述べている。しかしその頃でも，次のように訴えている。

家にいるとうっぷんがたまるせいか「ヒステリック」になってきます。怒ったりは絶対にしない人間ですが，口調が荒っぽくなったり，捨てるような言い方になったり，聴きたくないというような言い方になったりして，両親や妹にあたるような感じになります。……何にも興味がないし，飽きっぽくて，何をしていても時間を費やしているだけになったり，時間だけが過ぎ去っていきます。長い間そういうことに気がつきもしなかったのです。……最近人に会うのが恐くて……，誘われて会いに行って話をするが私の方から話す内容がないので，相手が困ってしまっている様子がみられます。何でもただ単に過ぎて行くので，話題として自分に残らないから，人の前でも話題が出てこないのです

（通院が途絶えたのは，本人のまったく感知しないことで口の悪い他の患者にからまれて，恐怖心を抱いてのことらしい。）

そのさらに1年後（初診後1年数カ月）には，すっかり元気を取り戻し，また別の職場を見つけて事務員として働き出し，さらに1年あまり経過した時点での母親の話では，「あの頃は何やら悩んでいたようですが，今では嘘のようにまったく元気に毎日出かけていきます」とのことである。

この例は，井上[6]の論文の中で「随伴症状を伴わない神経症の離人現象」として記述された「症例1」と類似している。一方訴える内容の深刻さからして，一時は統合失調症の可能性も考えたこともあるが，幻聴，作為体験などのいわゆる統合失調症状が出ていない。今では，この症例をうつ病またはその類縁の病態であろうと考えている。たしかに睡眠障害，抑うつ気分など他の抑

うつ症状が目立たない点でうつ病の典型例とはいえないが，経過が相性であるし，病期に悩む内容が自己の存在の根本を問題にしている点で，神経症というよりむしろうつ病性の離人現象といった方が自然であろう。

III 離人症と重症度

一口に離人症といっても種々の症状が訴えられるので，それらの整理を試みた研究者もいる。

フェーデルン Federn, P.[2] は，自我の核がリビドーを奪われている離人 depersonalization と，自我境界にリビドー成分が欠乏しているのみである外界および内界に対する疎隔 estrangement とを分け，両者とも統合失調症とは区別しているが，前者の方が後者より重症であるとしている。

マイヤー＝グロス Mayer-Gross, W.[9] の影響をうけたマイヤー Meyer J.-E.[10] も自我面に関わる障害を離人症 Depersonalisation，知覚界の疎隔感を現実感喪失 Derealisation として一応分けているが，両者は本質的には同じ自我障害である，としている。彼はまた，この自我障害が重症になると，たとえ統合失調症特有の症状を欠くとしても統合失調症の自我障害か否かの区別が困難になる，と述べている。

清水[15]は20例を病態像と予後との組み合わせでI型とII型とにわけている。彼によれば自己疎隔感，感情疎隔感，自己身体自己所属性喪失感，満腹感・空腹感の喪失，外界疎隔感，親和性喪失感は第I型，第II型に共通して多数例にみられるが，II型においては，実行意識喪失感，自己生命感喪失感等の統合失調症心性との類縁性を感じさせる要素的症状の出現がI型より多くみられ，また治癒にも至りにくいなどのことから，I型に比べてより重症であり，統合失調症圏との近縁性ということも考えられなくもない，としている。しかし数年の経過を追っても人格水準の低下その他の統合失調症への発展の徴候がみられないことから統合失調症とは区別して，I型，II型とともに「離人病」という一臨床単位に一括している。

後述するように筆者[16]も，自他関係における自他の分化を前提とする「自己の成立」が危うい離人症の場合は，自己と他者の区別が明瞭である場合の離人症より「重症の」離人症である，と考えた。

安永[21]は，自我意識面に現れる自覚症状は，対象意識面や身体意識面の自

覚症状とは一応別途に考えなければならないとしているが，彼によれば普通自我意識面の自覚症状として例示されているほとんどの場合が自我機能状態を反省したものであり，「対象化」の対象がたまたま「自分自身」（「意識される方の自我」）というだけで広い意味での対象意識面の例になると考え，「意識する方の自我そのもの」の位置に起こる障害の場合はいわゆる離人症の域を越え，統合失調症の領域に入るとき，初めて明瞭に出現してくる，と考えている。

このように離人症の重症例が統合失調症との関連で論じられることが多いのは，離人症においては「自己」のあり方が問題にされ，これが重篤な場合の多くは「自己」の成立そのものも危うくなっており，当然「自己」の対概念である「他者」との区別も曖昧になり得るからである。

これとは別の方向で重篤であるうつ病の離人症の場合は，「自己」と「世界」という関係における自己の存在が危うくなる，すなわち「自己」は「世界」に存在すること自体が不可能と思われるほどになる。この場合，「他者」は，「社会」という一定の秩序をもった「世界」を構成してはいる（したがってその秩序に従わぬ者，あるいは従えぬ者にとっては脅威となり得る）が，原則的として個別の「自己」を直接的に脅かす存在ではない。

IV　統合失調症における離人症状と他の病態における離人症状との比較

別のところで筆者[17]はDSM‐Ⅲでいう統合失調型パーソナリティ障害 Schizotypal Personality Disorder と診断することが可能な症例と，いわゆる境界例に近い症例とにおける離人症のもつ意味合いを検討して，前者における離人症状は，「自他関係におけるある状況を自分流に把握する一種の規定能力が危うくなっているという事態と関連がある」，これに対して後者の離人症状は「両義的理解を必要とする状況に対して，一面的理解優位の人格でもって対応するとき，物事の裏と表，本音と建前の統合的理解が不可能となる事態と関連がある」と考え，前者の方が後者よりも「重症」の離人症であり，こうした「重症」の離人症は，「自己」の成立の困難性に由来していること，およびさらに症状が進行すれば自他の混交体験が記述現象学レベルで体験される統合失調症へも連続している深刻な障害である，とした。このように境界例から統合失調症に至る間に位置する症例における離人症状には，自己と他者との関係におけ

る自己あるいは他者の現れ方が問題になる，すなわち「自他関係の中で現れる自分や他人のイメージが動揺して定まらない」という意味合いがある．

　もう一歩進んだ状態である統合失調症の場合について村上仁[12]は，統合失調症における離人症が神経症やうつ病におけるものと質的に相違があるか否かは困難な問題であり，少なくとも初期にみられる症状についていえば，両者の相違はその色彩の変化を除けばいちじるしいものではないが，統合失調症においては病的過程の進行とともに病状の形態は甚だしく変化する，と述べている．そしてその一つの方向として，意識する自我と意識される自我とが別々になる人格重複の状態において，人格の受動的態度がさらに進めば意識される自我の行動は「他人に操られる」という風に感じられてくる．そして一般に作為体験はすべて離人症的症状の特別の形，すなわち自己の心的機能の自己非所属感に客観化の加わったものとしてみることができる，と考えている．

　井上[7]やマイヤーはヤスパース[10]の自我意識の形式標識を参考にして，考察している．たとえば実行意識の障害については，「作為体験の様相」[7]を呈したり，「自分の人格外のものによって影響されるという感覚が存在している」[10]とされたり，また自己同一感喪失については，「私は何だか他人みたいです．……私はもう自分じゃなくなってしまいました．……今までの自分は切り離されてしまいました．……自分の意志がとられてしまう感じ……」[6,7]「考えたくもないことを考えさせられる，考えが持ってゆかれる」[7,14]というように，自他の混交している例や作為体験的になる例が記述されている．われわれの症例では，「私の体の中に不透明な感情が入っているため，つきつめて苦しむよりは，適当なところで諦めてしまう」というように自己の単一性意識の障害がみられたり，「他人の妨害のためにこうなっている，ということがわかりました」というように離人体験を被害妄想と絡めて語ったりしていた．

　そのように自他関係における自己と他者の現れ方が問題になるという点では統合失調症の場合も境界例や統合失調型パーソナリティ障害における離人症状と共通している．ただし境界例あるいは統合失調型パーソナリティ障害の場合は自己は自己，他者は他者として区別でき，記述現象学的には自他の混交にまでは至らないが，統合失調症の場合は記述現象学的に自他の混交がみられる点で一層深いレベルでの体験である．すなわち統合失調症の場合の離人症状には「他人との区別を前提とした固有の存在としての自分のイメージが描けない」

という意味合いがある。

　一方うつ病における離人症状の場合は，Ⅲで述べられたように「自己」と「他者」との間が一次的に問題となる訳ではなくて，「世界」の中で，「自己」の存在が可能か否かが問題である。

　ゲープザッテル v. Gebsattel, V.E.[3] によってうつ病として詳述されている症例 Br. L. は，「私の身体と私自身との間に裂け目があります。……いつも私は私でないんだ，私以外の誰かなんだという感じを持っています」とも述べているので，自分と他人の区別が危うくなっているようにもとれ，ひょっとして統合失調症ではないかと疑いたくもなるが，41歳という発症年齢，他のうつ病症状の存在，発病から5年後に治癒という経過などを考え合わせれば，ゲープザッテルのうつ病という診断は簡単には否定できない。彼女の主要な症状である「関係の喪失ということ，存在しない，そこにちゃんと居合わせてないということがとてもひどいのです」「私は私自身ではありません，私の存在からきりはなされてしまっています」「あるということ，それが私から根こそぎ奪われていて，それでこんなに気も狂わんばかりになっています」などという訴えは，「世界」における自分自身の存在が可能か否かが問題になっていると考えることもできる。

　前記の症例Mの「気力がなくて，執着がない。集中力もない，何も覚わらない，何もできない。もともと感情が薄かったので，何をしても物事の脈絡がないので，話をしても残らない。……物事が私を通過してしまって，何となく今まできてしまった」という訴えは，自分と他人との区別があいまいになるというよりも「世界」におけるほかならぬこの自分の存在が無きに等しいということを述べている。

　このようにうつ病における離人症状には「自分は空であり，全体的な機能も停止しており，自分がこの世界に存在しているというイメージが掴めない」という意味合いがある。

　神経症の場合の離人症は，世界における自分の存在が可能か否かというほどの深いレベルの体験ではなく，自分が十分満足できる状態で機能できるか否かのレベルの体験であると考え得る。もっとも症例Lの神経症という診断には議論がありうる。若年発症，体感異常，疎隔体験，および一定の思考障害感を主症状にもち，グラッツェルら[4] の内因性若年無力性不全症候群あるいは渡

辺ら[18, 19)]の青年期セネストパチーの一例といえなくもなく，そしてこの内因性若年無力性不全症候群は諸家[4, 13, 17, 18, 20, 22)]によって統合失調症との関連がさまざまに論じられているからである。しかしこの症例については体感異常がグラッツェルらのあげている症例ほど異様ではないし，全体が軽症で予後もまったく問題がなかったことなどを考慮すれば，いわゆる神経症と診断してもよいのではないかと考えられる。

　この症例の場合の「何をやるにしても密着性を感じないし，物を見てもそれが浸透してこない。本を読んでも頭の中に浸透しなくて，上っ面でみている，という感じになる」などという訴えの基本にあるのはやはり，自分が世界と隔てられて，その中で十分満足できる状態では機能していない，という意味である。自分が世界の中に存在していることは疑いないことであるが何かしっくり世界の中にはまり込んでいないという実感である。

　このように神経症における離人症状には「あるべき自分のイメージと現実の自分とのギャップに悩む」という意味合いがある。

　以上各病態における離人症の意味合いをみてきたが，離人症状は一様ではなく，その中でも種々雑多なものが含まれている。そして離人症状の訴えの中の「自分」「私」などの言葉をどのようにとらえるか，あるいは「自分がない」の「ない」をどのレベルと解するかなどによって患者の陳述が統合失調症のようにもみえたり，うつ病にもみえたりする。このように離人症は見る側の主観が入りやすい病態であるため，診断が非常に困難である場合が多い。個々の症例においてはその離人症状の吟味のみで診断をつけることは難しく，発病状況，経過，離人症以外の症状，長期予後，その他多角的な要因を考慮に入れる必要がある。

V　おわりに

1. 離人症状が中心を占める症例を統合失調症，うつ病，神経症の各病態につき記述した。
2. 離人症を重症度によって分ける試みが多くの研究者によってなされている。この場合大抵は，重症例は統合失調症へとつながるものあるいは統合失調症そのものとみなされたりしている。それは，離人症が「自己」を問題にし，そのため必然的に対概念である「他者」との問題を内包していること

が多いことと関連がある。
　　一方の重症な方向は，うつ病の場合であり，ここでは「世界」の中に「自己」の存在することが可能か否かが問題にされる。
3．一つの見方として各病態における離人症状の示す意味に注目すれば，統合失調症の場合は「自他関係における他人との区別を前提とした固有の存在としての自分のイメージが描けない」，うつ病の場合は，「自分は空であり，全体的な機能も停止し，自分が世界に存在しているというイメージが掴めない」，神経症の場合は，「あるべき自分のイメージと現実の自分とのギャップに悩んでいる」などという意味合いを読み取ることも可能である。
4．離人症が中心症状である症例の場合しばしば診断が困難であるのは，離人症状が特定の疾患のみに出現するものではない上に，離人症状そのものが聴く側の主観を入れ得る余地が大であるためである。

文　献

1) Blankenburg, W.：Der Verlust der natürlichen Selbstverständlichkeit. Ferdinand Enke, Stuttgart, 1971.（木村敏，岡本進，島弘嗣訳『自明性の喪失』みすず書房，1978 年）
2) Federn, P.：Ego Psychiatry and the Psychoses. Imago Publ. Co., London, 1953.
3) Gebsattel, V. E. v.：Zur Frage der Depersonalisation--Ein Beitrag zur Theorie der Melancholie--. Nervenarzt 10: 169-178, u.248-257, 1954.（木村敏，高橋潔訳：離人症問題に寄せて――メランコリー理論への一寄与．精神医学，23: 1185-1197, 1293-1304, 1981.）
4) Glatzel, J. und Huber, G.：Zur Phänomenologie eines Typus endogenen juvenil-asthenischer Versagenssyndrome. Psychiat. Clin., 1: 15-31, 1968.（高橋俊彦，大磯英雄，青木勝，渡辺央，松本喜和，藤田定訳：内因性若年-無力性不全症侯群の一型に関する現象学．思春医誌，2: 103-118, 1992.）
5) Haug, K.：Depersonalisation und verwandte Erscheinungen. In: Bumke, O.：Handbuch der Geistskrankheiten Ergänzungsband.1Teil, Springer, Berlin, 1939.
6) 井上晴雄：離人神経症に関する一考察．精神神経誌，58: 696-706, 1956.
7) 井上晴雄：精神分裂病における離人症の現象学的考察．精神神経誌，59: 531-549, 1957.
8) 木村敏：離人症．『現代精神医学大系 3B，精神症状学 II』中山書店，1976 年．
9) Mayer-Gross, W.：On depersonalization. Br. J. Med. Psychol., 15: 103-126, 1935.
10) Meyer, J.-E.：Studien zur Depersonalisation. 1. Über die abgrenzung der Depersonalisation und Derealisation von schizophrenen Ichstörungen. Mschr. Psychiat. Neurol., 132: 221-232, 1956.
11) Meyer, J.-E.：Sutudien zur Depersonalisation. II. Depersonalisation und Zwang als polare Störungen der Ich-Aussenwelt-Beziehung. Mschr. Neurol. Psychiatr., 133:

63-79, 1957.
12) 村上仁：精神分裂病の心理．村上仁『精神病理学研究』みすず書房，1971 年．
13) 永田俊彦：内因性若年 – 無力性不全症候群（Glatzel und Huber）をめぐって——寡症状性分裂病の症状理解に向けて．精神科治療学，2: 225-233, 1987.
14) 島崎敏樹：精神分裂病における人格の自律性意識の障害——（上）他律性意識について．精神神経誌，50: 33-40, 1949.
15) 清水将之：離人症の疾病学的研究．精神神経誌，67: 1125-1141, 1965.
16) 高橋俊彦：分裂病と「重症」離人症との連続性について——離人症状及び思考の聴覚化を手懸りとして．高橋俊彦編『分裂病の精神病理 15』東京大学出版会，1986 年．
17) 高橋俊彦：重症の離人症——内因性若年 - 無力性不全症候群例と「自然な自明性の喪失」症候例との比較を通して．精神科治療学，4: 1521-1528, 1989.
18) 渡辺央，青木勝，高橋俊彦，大磯英雄，村上靖彦，松本喜和：青年期セネストパチーについて——青年期に好発する異常な確信的体験（第 5 報）．精神医学，21: 1291-1300, 1979.
19) 渡辺央：青年期セネストパチー．臨床精神医学，15: 21, 1986.
20) 渡辺哲夫：『E.ヘッカー，E.クレペリン 破瓜病』（渡辺哲夫訳）の解説．星和書店，1987 年．
21) 安永浩：離人症．土居健郎，笠原嘉，宮本忠雄，木村敏編『異常心理学講座第 4 巻——神経症と精神病 1』みすず書房，1987 年．
22) 吉松和哉：セネストパチー．清水将之，高橋徹，吉松和哉編『神経症の周辺——「境界領域症候群」について』医学書院，1981 年．
23) 湯沢千尋：『内省型の精神病理』金剛出版，1986 年．

第五章　重症の離人症──内因性若年無力性不全症候群例と「自然な自明性の喪失」症候例との比較を通して

I　はじめに

　離人体験は，神経症，うつ病，統合失調症などの諸疾病における一症状として体験され得ることについては以前から知られている。この離人体験を主症状とする症例を独立した一臨床単位としてまとめることが可能か否か，という問題に答えることは容易ではない。一方では離人体験を主症状とする症例を日常では結構「離人症」の症例などと呼ぶことがある。
　しかし重症離人症という呼び名は現在のところ日常臨床においてそんなに使われていない。最近，内沼[20]が「重症離人症」と自ら診断した症例を報告している。その論文においては「重症」と付した理由が明記されていないが，論文の主旨から察するにおそらく，統合失調症と診断することも可能なほど「重症」という意味であろう。重症離人症という一臨床単位を取り出すことは極めて難しい。もちろんそのように名付けたくなるような症例はかなり多数存在する。ここではそのような問題には立ち入らず「重症」の離人症状を呈する症例を論ずることにする。

II　重症の離人症

　清水[14]は離人症状を訴える20例の詳細な検討を行い，治癒したもの（第I型）と治癒に至っていないもの（第II型）の2群に分類した。自己疎隔感・感情疎隔感・自己身体自己所属性喪失感・満腹感空腹感の消失・外界疎隔感・親和性喪失感等の症状は第I，第II両型に共通して多く認められた。第I型は病像の幅が狭く，表現の奇妙さその他の偏りが少なく，また病的体験へのとらわれあるいは苦悶感もあまり強くない。これに対して第II型は全体病像の幅も広く，病へのとらわれの深さが大であった。第I型は神経症的色彩が強いのに対

し，第Ⅱ型は実行意識喪失感・自己生命喪失感などの統合失調症心性との類縁性を感じさせる症状が第Ⅰ型よりも多くみられたということで，Ⅰ型に比してⅡ型の方が重症ということになる。しかし彼によれば両型が自己疎隔感・自己身体自己所属喪失感・外界疎隔感・親和性喪失感等の離人症状を中核症状としており，経過において人格水準の低下その他の人格崩壊に向かう徴候もないことから，むしろ両型を一括して一臨床単位としてとらえ，さらに神経症，統合失調症のどのカテゴリーにも属さないことから「離人病」（Depersonalisationskrankheit）と呼んでいる。

　フェーデルン[2]によれば，外界および内界に対する疎隔 estrangement においては，ただ自我境界にリビドー成分が欠乏しているのみであるのに対して，離人 depersonalization においては自我の核がリビドーを奪われている。そして後者においては個人経験の持続性，連続性，因果関係に関する統一感が障害される。したがって彼にとって離人は疎隔とともに一応統合失調症とは区別される自我障害ではあるが，離人体験の方は，自己所属感の障害として統合失調症へと連なって行く一段と重症の病態である。

　ところで同じ離人症 depersonalization という言葉を用いても，その意味するところは各研究者によって異なっているようであり，ハウク[4]は，自己意識性，身体意識性，外界意識性離人症と，離人症を三つに分けている。マイヤー[9,10]は自我面に関わる障害を離人症 Depersonalisation という言葉で示し，知覚界の疎隔感を現実感喪失 Derealisation と呼び，結局両者は本質的には同じ自我障害である，としている。またそれが重症になると，たとえ統合失調症特有の症状を欠くとしても，統合失調症性の自我障害であるものか否かの判別が難しくなることを認めている。

　このように2，3の研究者の意見を見ただけでも離人症には，軽症例以外に統合失調症との鑑別を要するかあるいはそれとの区別が困難なほどの重症例が存在することが分かる。

Ⅲ　離人症と統合失調症との比較

　ヤスパース[6]は自我意識の形式標識として，(1) 能動性の意識，(2) 単一性の意識，(3) 同一性の意識，(4) 外界と他者とに対する自我の意識の四つをあげ，(1) をさらに存在意識，実行意識に分けている。

興味あることに，このヤスパースの自我意識の形式標識をもとにして，離人症と統合失調症との比較を，日独の研究者が別々にしかも同じ年に行っている。すなわち井上とマイヤーである。

井上[5]によれば，統合失調症者における自我意識面の障害には次の三つの型の離人現象がある。すなわち，(1) 自己存在感喪失，(2) 実行意識喪失，(3) 自己同一感喪失であり，彼はその各々の例をあげ，他病態の離人現象との詳細な比較を行っている。(1) の自己存在感喪失については「座っていると身体がバラバラになってこぼれてしまいます。本当の私はなくなってしまって，他の人が入りこんでいます」などと奇妙な異様さをもった表現が比喩ではなく，むしろ統合失調症に特有な実体的自己存在感喪失である，とされている。(2) の実行意識喪失については「何をしても自分がするという感じがありません。自分というものは枯れてしまって，何もかも反我がしているのです」（島崎[15]症例）というように，作為体験の様相を呈する，とされている。(3) の自己同一感喪失については，「私はなんだか他人みたいです，私はもう自分じゃなくなってしまいました」「考えたくもないことを考えさせられるし，考がもってゆかれる」というように，現実の自己が過去の自己に対して実感的に断裂を感じ，しかも作為体験に移行する場合もある，とされている。

マイヤー[9]も自我意識障害の分節化に際してヤスパースおよびシュナイダー Schneider, K. の分類に従っている。実行意識の障害に関しては，「私は今喋っているかどうか分からない。自分の手が動かせるのかどうかも分からない」というように離人症の場合は，自分が実行しているという感情つまり自己所属性の感情が欠如しているのに対して，統合失調症の場合は，何か違ったもの，すなわち自分の人格外のものによって影響されるという感覚が存在している，としている。存在意識の障害に関しては，「私は死んでいますが，生きているのです」というように離人症の場合は，存在意識の減弱もしくは喪失の体験であるが，統合失調症の場合は，同じように体験されるとしても，外界からの影響の結果として体験される。例としてはグルーレ Gruhle の症例が引用されている。「……私にはもはや自分への力がない，私は無抵抗に変えられてしまった」。自己単一性意識の障害に関しては，離人症の二重体験が，観察される審級と体験される審級との分断，すなわち自分自身が2つに割れると体験されるのに対して，統合失調症の場合は患者の中で2つの力が場所を占める，という。後者

の例としてヤスパースの報告した例が引用されている。「私が一方の心に動かされて口の方へ十字を切ろうとすれば、もう一つ（の心）が私を大変な速さでおしとどめ、指を歯の間に持っていって……」。

井上やマイヤーは、患者の具体的な訴えに基づいて記述現象学的に論を進めている。

他方木村[8]は存在論的な立場から離人症と統合失調症との違いを論じている。彼によれば、ある特定の一人とのあいだに間主観的な「あいだ」の場所を開く営みである「あいだ＝いま」が成立するとき、それ以外の他者やその内的外的構成契機はすべて個々の現象にすぎない「現象＝いま」として与えられる。神経症の場合は、「あいだ＝いま」が消去され、自他の分節化が不可能となる。境界例の場合は「あいだ＝いま」の充溢が「現象＝いま」との差異を忌避するし、「現象＝いま」という固定点を失うため「あいだ＝いま」が逆説的に経験の手から逃れ去る。これに対して統合失調症の離人症状は「あいだ＝いま」と「現象＝いま」との差異の原発的な成立不全のために、自己の親密な内面空間としての「あいだ＝いま」が経験的に十分構成されない。

安永[22]は、自らの症状機構論としてのファントム理論の最初は離人症が起点になっていることを認めている。彼によれば離人症が重症になると統合失調症としかいいようのない状態になる。「自明性の喪失」状態も、いわゆる神経症レベルの離人症の範囲を逸脱している、すなわち離人症における微細な変化に比べて粗大な変化が存在しているが、離人症とどこか共通の根を残している趣きがある、と述べている。

筆者[18]も離人症状をもつ重症例と統合失調症例とは連続性があることを症例をあげて考察したことがある。

IV 症 例

ここで2症例をあげるが、2例とも離人症の中では重症例といえる。最初の症例より、後の症例の方がさらに重症である。

1．症例J　男子事務員

高校卒業後事務職として就職した。真面目に仕事をやり、上司からの評価もよく、24歳のとき希望通り本社勤めとなった。しかし同僚の態度は事務的で，

腹を割って話す機会がなかった。今まで何かと頼りにしていたA係長のように頼れる人が見付からず，新しい職場の上司は親切かと思うと，急に意地が悪くなったりした。対人関係をどのようにもったらよいのかということで思い悩むようになった。同僚にも陰で上司の悪口を言いながらその上司におべっかを使う者がいたりして訳が分からなくなったそんなある日，机に向かって考えごとをしていると，自分が二つあって一つが前に出て，もう一つが後に残ってしまう感じがした。その後も一つのことを考えているともう一つの考えが頭に浮かんできたり，自分が考えているという感覚が掴めなくなったりした。自分であって自分でないような感じであった。周囲と自分との間のバランスも崩れ，普通の自分ではなくなった。何をしても満足感が得られなくなった。

同様の状態が持続して1年ほどしたところで，自ら希望を出し，人数の少ない職場へと配置換えをしてもらった。しかし一向に変わりばえしなかった。それどころか徐々に不眠もひどくなり，苦しくて出勤できない日もあるため，29歳のときB病院精神科外来を受診した。以後1, 2週間に1度の間隔で通院するようになり，「自分の感情が湧かない」「実感が湧かない」「自分に人格を入れようとしても無人格になったままである」などと，離人症状を訴えた。それに加えて「頭にしこりができたり，隙間ができたりする」というセネストパチー症状その他も訴えた。

その後十数年を経た時点でもなお1カ月に1度通院しているが，同様の離人症状，セネストパチー症状は持続している。しかしそれらはほとんど気に懸からない程度に軽くなっている。それよりもむしろ「他人にどのような態度を取ったらよいか分からない」「他人が何を考えているのか分からない」「他人の心の底が分からないから他人と接することが苦手である」などと対人場面での悩みが前面に出ている。これが時には一時的に「他人が自分を避けている」「自分が行くとみんなが散ってしまう」といった妄想レベルにまで及ぶこともある。これまで調子の悪いときに数回の長期病気休暇をとったことはあるが，同じ会社に勤めている。昇進はまったくしていない。

この症例は体感異常，離人症状，およびある種の思考障害が並存する点で，グラッツェルら[3]のいう内因性若年無力性不全症候群あるいは，渡辺ら[21]の「青年期セネストパチー」と診断され得る。「自分の考えが二つに分かれる」「自

分であって自分でない感じがする」などといった自我疎隔感や「周囲と自分との間のバランスが崩れる」などという外界疎隔感が長年月続いている症例である。しかし自分と他人との境界が曖昧になったり，自と他とが混交したりする内容の訴えはない。自分が自分でないような感覚はもつが，あくまで自分は自分，他人は他人の区別はついている。しかし他人が何を考えているのか分からない，他人の真意を汲み取ることができない，とか，自分の「本当の」考え方が分からない，という「分からなさ」はかなり深刻なレベルで存在している。

次はより「重症の」例であるが，別のところ[18]で記述したことがあるので，それをさらに縮め，要点だけに止める。

2．症例K　女子

以前に不登校，摂食異常などで受診歴があったが，筆者は22歳から24歳までの2年間主治医として治療にあたった。21歳の4月頃から「自分がバラバラになる」という感じがひどくなり，あまり苦しいので徐々に「自分を殺した」（患者の言葉。一種の魔術思考と思われる）。そのため「自分には核みたいなものがない」「もう一人の本当の自分はなくなってしまった」「だから（音楽を聴こうが読書しようが）自分は何もしていない」などと体験された。また「心の中で自分が喋っていてそれが声で聞こえる」「考えていることが声になるのは，自分の魂が死んでいるからである」という思考の聴覚化もみられた。この聴覚化された思考の自己所属性は基本的には保たれていたが，時に短時間「他人に聞かされているという感じにもなる」と体験されることもあった。しかしこれはすぐに「自分が考えているから聞こえるのだが，自分には心がないので他人の声のように思えるだけ」というように他者ではなく，やはり自己の問題であると本人に理解された。会話はかなり複雑な事柄についても可能であるが，作業能力は低下しており，25歳の時点でアルバイトの軽作業が辛うじてできる程度である。それも症状がやや悪化すると不可能になる。身体が疲労しやすく，対人関係でも緊張するという。

3．2症例における離人症状と対人関係のあり方についての比較

症例JとKとの離人症状を比較する場合，注目すべきことは自・他の区別の確かさである。Jでは「自分であって自分でない」とか「周囲と自分とのバ

ランスが崩れて，普通の自分ではない」「今までの自分とは変わってしまった」というように，現在の自分が「通常の自分」「過去の自分」あるいは「あるべき姿の自分」とは何らかの隔たりがある，という体験や「他人と同じように振る舞えない」「他人のようにうまく世界に嵌まり込めなくてしっくりいかない」「他人のやり口，感じ方，表現の仕方が分からない」「自分と他人との接点が分からない」などという自と他との間のとらえ難さという体験はもつが，自分と他人との区別は明確であり，この区別が曖昧になることはない。

これに対してKの場合は，自分と他人との区別が日頃は明瞭であるが，時に短時間ではあるが，それが曖昧となり，自分の考えが聞こえるのか他人に聞かされているのか区別がつかないことがある。つまり自・他の区別が崩れることがあるということである。

面接場面での違いは，Jの場合治療者を頼りにして，自分の悩み，楽しみなどを細々と語り，治療者が支持的，受容的な態度で接したためか，やや依存的になった。面接場面ではこちらが曖昧な言い回しを避けたため，誤解することは少なかった。しかし本人が同僚の「意地悪」について語った折，それは本当はこういう意味に解すべきではないかと治療者が同僚をかばう形になった。すると「先生がそんな人の味方をする人とは思わなかった」と驚きを示したことがあった。このように治療者に対するイメージを勝手に決めつけ，それから外れる発言を治療者がすると，治療者に失望するということもときどきあった。また職場の上司や同僚の言動を理解することはJにとってはかなり難しいことであったらしく，たとえば「仕事には常に全力を傾けてあたるように」と言っていた上司が，仕事熱心な人だと思っていたところ「時には息抜きが必要だ」と言うと，「そんな人だったのか」と思いその上司に対するイメージが壊れてしまい，本心がどうなのか分からなくなってしまった。

一方Kは治療者に対する態度がその時々で種々に変化した。あるときは治療者を父親のように，またあるときは学校の先生のように，また別のあるときは友達あるいは恋人と思っているのではないかと思われることさえあった。他人との関係でいえば，他患のLが何か意見を言うと自分もその意見のような気持ちになるかと思えば，また別の他患のMがまったく異なる意見を言うと，自分もそれと同意見になってしまうという如く，他人の意見と自分の意見との違いがなくなってしまい，その都度その都度他人の意見に引きずられていた自分に

気づき,「一体自分は何を考えていたのか」と分からなくなることもよくあった。時には自分の意見を決めかねて,治療者に決めて欲しいという様子のこともあったが,境界例の患者によくあるように,それを治療者に強く迫るということはなかった。

V 考　察

1．症例の位置づけ

　両症例とも広い意味の統合失調症,あるいは統合失調症圏に属する例であると考えられ得る。ただし筆者は,統合失調症の陽性症状,とくに「自他の混交」[17]「自己の他者化」「自己の他有化」[11,12]「他者の複数化」などが,記述現象学的に確認できない症例について統合失調症と診断することを留保して,ひとまずこれと区別して考えている。この種の症例の中には,長年経過した後に,統合失調症性の陽性症状が顕現するものがある[17]一方で,これ以上の症状の進行がみられずに終わるものもあり,後者を統合失調症と診断することは不適当と考えるからである。したがってJ,Kの2症例とも今のところ統合失調症とは区別して考えている。

　症例Jは前記の如くグラッツェルら[3]の内因性若年無力性不全症候群にあてはまる。グラッツェルらによれば,これは統合失調症に属するものである。一方渡辺ら[21]はほぼ同じ病態を呈する症例を「青年期セネストパチー」と呼び統合失調症とは区別している。永田[13]は内因性若年無力性不全症候群の考察において,吉松[23]の論を参考にしながら,体感異常,離人症,思考障害の3症状が定型的に備わっている典型例では,症状の防衛機能が優位に働いて統合失調症症状が抑制されており,統合失調症という診断が困難であり,一方体感異常の不鮮明な不全型では抑制効果が不十分で統合失調症障害が露呈されてくる,としている。これに従えば症例Jは典型例に近く,症例Kは身体感覚のずれはみられるが,いわゆるセネストパチー症状はみられない。それだけKの方が統合失調症に近い,より重症の病態である,ということになる。ちなみにKはアメリカ精神医学会による診断・統計マニュアル（DSM-Ⅲ）でいえば統合失調型パーソナリティ障害 Schizotypal Personality Disorder にあてはまるし,離人症状の重症度に注目すれば,ブランケンブルク[1]の症例アンネ・ラウに近いと考えられる。なお内因性若年無力性不全症候群の典型例に近い症

例は，治療の経過するうちに治療者に依存的となり，時には攻撃性をみせたりして，境界例についてよくいわれるスプリッティングという機制が穏やかな形でみられることが時にある。症例Jもその傾向がみられた。逆に境界例には，体感異常，離人症はときどきみられるし，「頭が働かない」とか「集中力がない」という類いの一種の思考障害も時折みられる。このことからも内因性若年無力性不全症候群と境界例とは，ある程度共通した病理を有する病態であると考えられる。

2. 離人症状のもつ意味合い

　ヤスパースの自我意識の障害に即していえば，J，Kとともに自我の能動性，単一性，同一性の意識が障害されている点で共通している。しかしJにおいては外界や他人との対立意識の障害は明確でないが，一方Kは他人との対立意識の障害が記述現象学的に確かめられ得る，という点で相違がみられる。

　Jは，境界例にしばしばみられる行動化 acting out などは目立たないが，広い意味の境界例に属する，あるいはこれと共通した病理をもっている。境界例においては，Jのように，患者は他人のイメージを自分勝手に作り上げることがよくある。これは他人の立場に立つことができず，他人のもつ多面性をそれとして体験できないため，常に他人の一面のみしか体験できないということである。人間のもつ本音と建て前，裏と表，内と外とが十分に分化していないということである。それまでよい人と思っていた人物が，自分のイメージと外れた言動を見せたとき，たちまち悪い人物に変化したとしても不思議ではない。なお，特定の対象に対して依存したり攻撃したりする時期は，比較的離人体験は弱まるが，そういう時期から外れると再び離人体験が強くなるという傾向がJにはみられた。このように，相手を決めてかかるタイプの人物は対人関係においては常に困難な状況に置かれる。その場合，周囲の人々の考え方や好みはさまざまであるし，その本音と建て前も交錯するため，言動はめまぐるしく変化し，本人からすると「裏をかかれた」形の事態が次々と生じ「訳が分からない」という気分が常態化する。すなわち対象を両義的に体験できないため，対象の明確化が保ちにくい，したがって対象との相関関係にある自己の自明性も保ちにくい。Jの示す離人症状はこのような事態で説明し尽くされる訳ではないが，これと密接な関連があり，渡辺らの表現を使えばまさに統制不全体験で

ある。

　Kの場合はどうであろうか。統合失調型パーソナリティ障害の診断基準には，パーソナリティ障害項目と精神病様項目とが混在している，という鈴木ら[16]の指摘もあるほどで，未だその概念は不明確である。したがってKの示す特徴を統合失調型パーソナリティ障害一般に敷衍させることはできないが，それらの中のある一群の症例と共通した特徴をもっている。彼等はJのように他人を一面的に規定するということはあまりない。同一人物に対してもその場その場で異なった一時的な規定を行い，一貫した対象把握をしない。その間に矛盾があったとしても本人は意に介しないかの如くである。そうかといって鈍感とはいい切れない。家族, 治療者, 他の患者たちについて鋭く批判したりして，それがまさに正鵠を射ていたりすることもある。もちろんまったくの的外れであったりして判断の不均衡はある。この不均衡は対象把握だけではなく，自己規定にもみられ，それが極端になるとKの場合のように「自分は死んでいるから存在しないも同然」といっている一方で，他人から不本意な批評をされると「死ななければならない」と思って自殺を企図することもあるほどである。（JのタイプよりKのタイプの方が自殺の危険率ははるかに高い）。

　このように対象規定, 自己規定が定まらず不安定であり，それを行うための基点がないに等しいほど定まり難いということがこの種の症例の特徴である。これは状況の変化に合わせ臨機応変に変化するということとも異なる。それには自らが拠って立つ基点が定まらなければならない。その都度その都度の状況に適合するように変化できるのであれば，その変化のあり方を辿れば，おのずとその人らしさ，患者からいえば自分らしさ，自分なりの一貫性がとらえられるはずであるが，Kにはそれがない。これらの患者が, 自分には「芯がない」「核がない」「重要なことが欠落している」などと, 重症の離人体験を訴え, 時には「自分は死んでいる」と語ることがあるのは, こうした自分の一貫性が保てない, ということを表現しているのである。ブランケンブルクの記述したアンネ・ラウの「自然な自明性の喪失」も同種の障害であると思われる。湯沢[24]はこの種の体験を自己不全体験と呼び, 臨床記述の立場から (1) 人格欠損体験, (2) 自明な判断, 決断の不能体験, (3) 思考, 表象, 記憶の不全体験に分けて整理している。以上のように, Jの離人症状は, 両義的理解を必要とする状況に対して, 一面的理解優位の人格でもって対応するとき, 物事の裏と表, 本音と建

て前の統合的理解が不可能となる事態と関連がある。これに対してKの離人症状は，たとえ一面的理解にしろ，ある状況を自分流に把握する一種の規定する能力が危うくなっているという事態と関連がある。その点，Kの方がJよりも「重症」の離人症であるといえる。こうした障害，すなわち「重症」の離人症は「自己の成立」の困難性に由来していること，およびこの障害のみでは統合失調症とはいえないが，さらに症状が進行すれば自他の混交体験が記述現象学レベルで体験される統合失調症へも連続している深刻な障害である，ということについては，別のところ[18, 19]（本書の第九章）で考察したので，本稿はこれ以上立ち入らない。

3．治療

　JやKほどの病理をもつ症例の治療は，筋書き通りに順調に進むことは極めて難しく，長年月に及ぶのが普通である。薬物療法が補助的治療としてある程度有効であることは両者とも共通している。Jについては通院が中断したりなどの紆余曲折を経て，結局は人間には多面性がある，ということを一般論だけではなく，自分の実生活における体験の中で少しずつ認めていけるようになる，ということが目標となる。

　Kの場合は，一見したところ安定した治療関係が結べているようでも，思ったほど一定したものではない。Kの治療についての，反省を含めて，この種の患者に対する関わりにおいて留意すべき点を幾つか以下に述べる。

　面接場面では誤解を受けるような言動は避けるべきである。とくに患者に対する批判と取られやすい表現をしないように注意する。また本人の自立を促すつもりで，結果的には本人を突き放すように響く言動は慎むべきである。たとえば面接しないようにという希望が本人から出されたとしても，治療を諦めたと取られるといけないので，面接は定期的に続けた方がよい。入院しようかしまいかなど重要なことを決めるとき，本人自身判断に迷い，決めかねる場合がある。こういうときはあまりに自己決定を待つと，その重荷に耐えかねて自殺企図に至ることもある。迷うときは，境界例によくある「操作」とか不決断とは異なり，何がどうなのか自分自身でまったく分からなくなっているのであるから，そういう場合は治療者が決めた方がよい。境界例によくみられるしがみつき clinging という現象は，一時的にみられたとしても長期化することはあま

りない。したがって限界設定が必要な場合でも緩やかに行う方がよい。
　結局のところ，その時々の面接においては，治療が患者にとって何らかの拠り所となるようにと心がけ，長期的には脆弱な自己成立機能をできるだけ支え，その強化を目指すということが目標となる。
　病気の予後は面接が順調に続いたとしても（実はこの「続く」ということがなかなか難しいのであるが）予後良好という訳にはいかない。病気そのものの治癒力にもよるし，患者を取り巻く環境，とくに家族の協力や理解のあり方によっても大きな影響を受ける。たとえ病気そのものの予後がよくない場合でも，患者が家族の暖かさに包まれていると，その気持ちが救われるように治療者にはみえる。父親や母親に対する批判や攻撃性が患者の口から出た場合は，これを慎重に扱わなければならない。患者の言い分に耳を傾け十分理解することは必要であるが，それに納得してしまうのではかえってよくない。別の観点から見れば，父親や母親の患者へのポジティブな気持ちや，人間として立派な点を読み取ることができる旨を告げておくべきである。その場では無意味に見えても，患者が両親を見る目が後になって変化する布石になることはあり得るからである。

VI　おわりに

　重症の離人症状を呈する二つのタイプの症例JおよびKを記述した。
　症例Jはグラッツェルらの内因性若年無力性不全症候群に属し，いわゆる境界例とも一部共通した病理をもつ。症例Kの示す体験はブランケンブルクの記述した症例アンネ・ラウの「自然な自明性の喪失」体験とも共通しており，またDSM-Ⅲの統合失調型パーソナリティ障害と診断することも可能であり，Jよりも統合失調症に近い。
　Jの対象把握およびこれと相関する自己把握が一面的で対象を両義的に理解できないため，自らの思い込みが外れて，いわば「裏をかかれた」事態が日常的に続き，これが常態化する。このこととJの離人症体験とは関連があると思われる。Kにおいては，対象規定，したがって自己規定を行うための基点が定まり難い。すなわちKの離人体験は「自己の成立」の困難であることと関連している。
　治療については，いずれにおいても支持的受容的に接することが基本である

が，症例Kの場合の方が自己の成立がより困難であることを常に念頭に置く必要がある。

文　献

1) Blankenburg, W.：Der Verlust der Natürlichen Selbstverständlichkeit. Enke, Stuttgart, 1971.（木村敏，岡本進，島弘嗣訳『自明性の喪失』みすず書房，1978年）
2) Federn, P.：Ego psychology and the psychoses. Imago Publ. Co., London, 1953.
3) Glatzel, J. und Huber, G.：Phänomenologie eines Typus endogener juvenil-asthenischer Versagenssyndrome. Psychiat. clin., 1: 15-31, 1968.
4) Haug, K.：Depersonalisation und verwandte Erscheinungen. In: Bumke, O.：Handbuch der Geistskrankheiten Ergänzungsband.1Teil, Springer, Berlin, 1939.
5) 井上晴雄：精神分裂病における離人症の現象学的考察．精神経誌，59: 531-549, 1957.
6) Jaspers, K.：Allgemeine Psychopathologie. Springer, Berlin, 1913, 1919, 1946, 1948.（内村祐之，西丸四方，島崎敏樹，岡田敬蔵訳『精神病理学総論　上・中・下』岩波書店，1953-1956年）
7) 木村敏：離人症．『現代精神医学大系 3B』中山書店，1976年．
8) 木村敏：離人症における他者．高橋俊彦編『分裂病の精神病理15』東京大学出版会，1986年．
9) Meyer, J.-E.：Studien zur Depersonalisation. I. Über die Abgrenzung der Depersonalisation und Derealisation von schizophrenen Ichstörungen. Mschr. Psychiatr. Neurol., 132: 221-232, 1956.
10) Meyer, J.-E.：Studien zur Depersonalisation. II. Depersonalisation und Zwang als polare Störungen der Ich-Aussenwelt-Beziehung. Mschr. Neurol. Psychiatr., 133: 63-79, 1957.
11) 村上靖彦：自己と他者の病理学――「破瓜型分裂病」をめぐっての一考察．精神医学，19: 1241-1251, 1977.
12) 村上靖彦：自己と他者の病理学――思春期妄想症と分裂病．湯浅修一編『分裂病の精神病理7』東京大学出版会，1978年．
13) 永田俊彦：内因性若年-無力性不全症候群（Glatzel und Huber）をめぐって――寡症状性分裂病の症状理解に向けて．精神科治療学，2: 225-223, 1987.
14) 清水将之：離人症の疾病学的研究．精神経誌，68: 1125-1141, 1966.
15) 島崎敏樹：精神分裂病における人格の自律性意識の障碍（上）他律性の意識について．精神神誌，50: 33, 1949.（下）無律性及び自律-即他律性の意識について．精神神誌，51: 1, 1950.
16) 鈴木茂・新居昭紀：急性精神病を反復する境界例患者の精神病像と経過特徴について．村上靖彦編『境界例の精神病理』弘文堂，1988年．
17) 高橋俊彦：「自分が異常である」と訴える分裂病について．吉松和哉編『分裂病の精神病理11』東京大学出版会，1982年．
18) 高橋俊彦：分裂病と「重症」離人症との連続性について――離人症状及び思考の聴覚

化を手懸かりとして．高橋俊彦編『分裂病の精神病理 15』東京大学出版会，1986 年．
19) 高橋俊彦：思春期妄想症の長期経過例と分裂病との関連について――「自分が異常である」と訴える分裂病Ⅱ．村上靖彦編『境界例の精神病理』弘文堂，1988 年．
20) 内沼幸雄：重症離人症の一例をめぐって――分裂病診断の検討．内沼幸雄編『分裂病の精神病理 14』東京大学出版会，1985 年．
21) 渡辺央，青木勝，高橋俊彦，大磯英雄，村上靖彦，松本喜和：青年期セネストパチーについて――青年期に好発する異常な確信的体験（第 5 報）．精神医学，21: 1291-1300, 1979.
22) 安永浩：離人症．土居健郎，笠原嘉，宮本忠雄，木村敏編『異常心理学講座第四巻――神経症と精神病 1』みすず書房，1987 年．
23) 吉松和哉：セネストパチー．清水将之，高橋徹，吉松和哉編『神経症の周辺――「境界領域症候群」について』医学書院，1981 年．
24) 湯沢千尋：人格欠損体験と回顧体験について――「内省型」の記述現象学的一考察．飯田真編『分裂病の精神病理 13』東京大学出版会，1984 年．

第六章　ドゥ・クレランボー症候群

I　はじめに

　ドゥ・クレランボー症候群（以下，クレランボー症候群）といえば，ドゥ・クレランボー（以下，クレランボー）のいう恋愛妄想の純粋型を指すことが多いが，一方では精神自動症の症状群をクレランボー症状群という研究者もある[10,11]。
　ここでは精神自動症の症例を呈示するが，その前に恋愛妄想の意味でのクレランボー症状群について若干触れることにする。

1．恋愛妄想についてのクレランボー症候群

　恋愛妄想については諸家[8,9,10]が言及している。その中でクレランボーClérambault, G. G. de [3]は，パラノイアの型の中で熱情妄想病を解釈妄想病と区別してその輪郭を明確にした。熱情妄想病には恋愛妄想病者，復権妄想病者，嫉妬妄想病者が含まれる。これについては小木[7]の解説や木村ら[4]の翻訳に詳しいので以下それらを参考にする。解釈妄想病者は通常と異なる「出来事」を受動的に体験し，自らの観察に基づいてそれらの示す意味を次第に妄想的に解釈していくのに対して，熱情妄想病者は熱情に駆られた一つの観念に関する内容の妄想をもち，それに基づいて能動的に行動する。前者においては（全方向に）円形の網の目状に妄想が広がるのに対して，後者においては（限られた方向にのみ）扇形に妄想が広がる。
　恋愛妄想は「愛されている」と思いこむ妄想のことであるが，クレランボーの恋愛妄想病においては希望，悔しさ，怨恨の3段階を経過し，その発生因となる感情要素は高慢，欲望，期待であり，概念内容は次のような公準とその演繹が核になり発展する。

　・対象こそが先に恋愛の情を示したのであり，・対象の方がより患者を愛して

いるか，あるいは対象だけが愛している。

　そこから派生する明白なテーマとして，•対象は患者なしには幸福であり得ない。•対象は患者なしには完全な価値をもち得ない。•対象は独身であるか，結婚していてもそれは無効である。

　さらに明らかになるテーマとして，•対象からの絶えざる注察。•対象からの絶えざる保護。•対象からの接近の努力。•対象との間接的対話。•対象が行う奇妙な策謀。•進行中のロマンスが巻き起こすほとんど普遍的な同情。•対象の逆説的で矛盾のある行動。

　実際の症例はこのような内容をすべて備えている訳ではなく，また恋愛妄想が迫害妄想と合併したりして，いわゆる純粋型から逸脱する例も多い。以前われわれ [5, 15, 16, 19, 21] も恋愛妄想をもつ症例の考察を行ったことがあり，その際恋愛妄想の例は対象の方がより患者を愛していると体験するのはむしろ統合失調症例にみられ，パラノイア性の症例においては自らの愛の強さを自覚している者がほとんどであった。

2．精神自動症についてのクレランボー症候群

　自分の意志や意識の統制を離れ，自生的，機械的に生じる精神現象ないし行動をひろく自動症と呼ぶが，クレランボー [7, 13] によれば，解釈妄想病（ほぼクレペリン Kraepelin, E. のパラノイアに相当）など原発性に妄想が生じる病態と区別され運動性，感覚性，観念性その他の諸幻覚および影響体験（作為体験等）が妄想より重要な位置を占める病態において，その基礎となる現象が精神自動症である。クレランボー症候群とも呼ばれる。これらの病態における妄想は幻覚を基礎として二次的に生じるものとされる。

　精神自動症は二つに分けられ，明確に主題化され，客体化される「声」のような幻覚は大精神自動症であり，主題化され客体化される以前の未だ主題化されない，いわば発生機の幻覚のような微細な現象は小精神自動症と呼ばれ，その特徴は非主題的，原始的，要素的，中性的であり，これが最も根源的な現象であるとされた。その代表として思考反響がある。

　本稿ではその根源的とされる小精神自動症レベルの現象を示した症例を呈示し，それを離人症との関連で若干の考察を試みた。

　症例は以前別のところ [18] で呈示したことがあるが，さらに詳しく記述し，

本稿の主旨に合うようまとめなおした。

II　症　例

[症例] 女性　初診時15歳（高校1年）

[主訴] 不登校

[家族歴] 父親は会社員で，家族との接触は少ない。母親は，出産のためやむなく教師を辞めたために，その分子どもたちに教師になるよう期待し，いわゆる「教育ママ」的存在であった。患者より2歳年下の妹は学業，友達関係ともに順調に行っており，患者は常に圧迫感を受けていたという。

[生活歴] 小中学ともに成績は上。しかし高校1年のとき学業について行けないということで不登校が始まり，結局は高校を中退した。

[病前性格] 母親から見れば，依存的，消極的であったという。

[現病歴] 高1（X+1年）5月，不登校が始まった。理由は，「授業が分からない」とうことであった。方々の相談機関，医療機関を転々としたが高校は休学となり，結局後に退学となった。

X+4年（18歳）再びB精神科受診。その5, 6カ月前から食事量が減り，数日前からはまったく食べなくなったとのこと。「太るのが怖い」ということであった。そのときは数回通院して中断した。

[治療過程]

X+8年，22歳の2月久しぶりにB精神科を受診し，このときから筆者の担当となった。

（一人で入室）〈どうしましたか？〉——別にどうということはないのです。〈久しぶりに来たのだから，何か訳があるのでは？〉——……別に。〈ここへ来ることになった今回のきっかけは？〉——……何もありません。〈今，どんな生活を送っているの？〉——何もしていません。

　　＊本人は無表情でとりつく島がないという感じ。要領を得ないので同伴した母親にも入室してもらう。

母親：昨年の9月頃から精神的に安定しないので，D精神科を受診した。「喋らないので治療の仕方がない」と言われた。本年の2月になり「生きている感じがしない」「生きていても仕様がない」と言うので，ここへ連れてきた。高校中退になってしまっているので，通信教育を受けていて，それがこの3月に

卒業となる。その後，どこかの短大を受けようと，昨年の4月頃から勉強しはじめたが，難しくて苦しいと言っていた。

〈生きていても仕様がないと思うの？〉——死ぬべきだと思う。〈何故？〉——生きていても仕様がない。〈何時からそう考えたの？〉——魂がないので……。

（最初の人を寄せつけない態度がややほぐれたと言っても，本人の応答は断片的で，その体験がどのような性質のものであるかを把握するのに困難をきわめ，長時間かかったが大体以下のような状態であることが把握できた。）

以前からそうであったが，去年の4月頃から徐々に自分がバラバラになっていくという感じがひどくなってきた。あまり苦しいので，9月，11月にかけて徐々に自分の魂を殺した。（その手段については尋ねても答えが返ってこない。一種の魔術的思考あるいは呪術的思考 magical thinking と思われる。）このため生物としては生きているが人間としては死んでしまっている。心の中で喋っていてそれが聞こえる。声のような考えのような。

（以後週に1度通院するようになった。以下は通院記録からの抜粋である。）

2月〇日　内心で喋り続けているのは魂が死んでいるから。普通の会話とは異なる。自分がそのとき考えていることが声で聞こえる。こういうことは魂が死んでいるから起こることである。自分が存在しないことと同じこと。

2月〇日　母と私とが一緒にいると魂がなくなってしまい，母の言うことが自分の考えのようになり，自分の考えていることが母の考えのように思えたりで，意識の境がなくなってしまう。母がそこにいてもいないような気がする。顔や身体は見えるが，いないような気がする。「透明人間」みたい。母が嫌いなのは昔から。ただし「境がない」という感じは最近。

2月〇日　人間の核みたいなものがない。ものの感じ方，考え方が（生きているときと）違う。ことやものとの間に距離がありすぎる。去年の5月頃から気がついた。自分が一人だけの世界にいるような，一人だけで生きているような状態であった。だんだん苦しくなって，魂を殺してしまった。徐々に魂がなくなってしまった。

　＊離人症様体験から始まり，それがあまり苦しいので「魂を殺してしまった」（一種の魔術的思考）結果，離人体験の進行した状態としての「魂の死」「核の喪失」「存在の喪失」「人間の不在」という状態に陥っているという訳

である。

　3月○日　自分の中の「もう一人の自分」がなくなった。それは「本当の自分自身」で普段は心の中にあって隠れている。しかし今はそれがない。

　体重が一時は60kgになった。今は49kg。できたら45kgになりたい。

　　＊体重に関するこだわりは以後も折に触れ相当の年月続いたが本稿の主旨からは外れるので詳しくは記述しない。

　3月○日

　　＊日常生活は何もやっていないと言い，生活ぶりが本人からは聴き出せないため，同伴の妹に尋ねると，新聞を読んだり音楽を聴いたりしているとのこと。

　〈妹さんによると，新聞読んだり音楽聴いたりしているそうだけど〉——実感が湧かない。自分のしたことを次々と忘れてしまうんです。思い出す母体，主体がない。

　3月○日　母親：通信教育で高校の単位が無事とれた。本人が病院で話す内容と家での実際の生活とはまったく違う。家でテレビを見ていて笑いころげていることもある。

　4月○日　私には空腹がなかった。しかし，飢えはあった。食べても食べても食べていないから飢えた。去年の10月頃からはそういう感じが少なくなってきた。

　〈食べても食べていないとは？〉——行動としては食べているが，私は食べていない。行動しているのはもう一人の自分。しかしそれとは別に私というものがあり，私は全然食べていない。飢えていないときは，私は食べたくないが，行動としてのもう一人の自分が無理に食べているという感じのときもあった。

　　＊「精神的自己」と「身体的自己」の分離体験（心身分離体験）から，核である「精神的自己」が死んでしまい，「身体的自己」のみとなっているということらしい。

　もの心ついてからずっと人に自分がどう喋っていいか，どういう表情をしたらいいか，眼をどこに向けたらよいか分からず，そのために人を避けていた。

　〈人前で「あがる」ということとは違う？〉——身体が震えるとか，顔が赤くなるというのではなくて，精神だけが緊張している。もう死なないと駄目だなという気持ちはいつもある。「自分」がないから，生きる意味がない。必要

がない。今回ここへ来るようになったときに比べて,少しはよくなったけれど。
　4月○日　子犬は可愛いし,音楽は「いいな」と思うときもある。しかしそれは表面のこと。内面は死んでいる。食事は客観的には食べているかもしれない。主観的には食べていないのかもしれない。
　　＊コンタクトが非常に取りにくい。話をしていたかと思うと突然心を閉じて寄せつけないところがある。そしてまた話し出す。
　4月○日　「死ぬか生きるかだから,早く入院させて欲しい」と希望して入院となった。
　本当は昨日死ぬつもりだった。先生が自殺のことに触れたら死ぬつもりでいたが,先生はそのことを避けたので,そのまま死んでは悔いが残るので,死ななかった。先生が「魂を生かす方法はないですか」と訊かれたとき,「それは死ぬことです」と答えようとして答えずに帰ってしまった。だから悔いが残るので,死ねなかった。それに先生が「さようなら」と言われたのに,「さようなら」と言わずに帰ってしまったので,悔いが残る。また入院によって母親の心を試したかった。母親は泣いて「入院という前歴を作っては将来まずい」などと言った。母は私のことより世間体を気にしているのだなと分かった。泣くのも演技だなと思った。
　　＊母親に対する攻撃性が強い。本人には通じなかったかもしれないが,「母親なりにあなたのことを思っていてくれているはず。お母さんのいいところをみつけるように」とアドバイスしておいた。
　　＊会話がスムースに行くときと行かないときとある。
　4月○日　形としては生きているけれど,本当には生きていない。
〈生きているということは？〉――積極的に何かをすること,何かをしたいと思うこと。
　お母さんはずっと以前から私を拒絶し続けていた。あの人は最近人が変わってきている。お母さんも自分自身どうしたらよいか分からないという状態で相当弱気になっているみたい。
〈お母さんを支える人が必要なのかな？〉――そうですね。お父さんはそういうことに無関心な人ですからね。
　あの人（母親のこと）は子どもが可愛いという意識は,全然ない人です。
　妹は,周囲のものに圧力をかけるタイプ。本ばかり読んでいて,周囲のもの

を馬鹿にして相手にしない態度。外へ出ると学級委員などをやって，人とうまく交わっていた。その点はお母さんとそっくり。その人の人間性をみないで，表面的なものをみる。才能，学歴など。お父さんは，一人で設計図を見たり，テレビで碁を見たり，一人で庭いじりをしたり，浮世絵を集めたり……。

　＊母親に対する攻撃性が非常に強い。妹に対しても基本的には同じ。父親は患者の言を通して想像すると分裂気質（統合失調気質）であると推定された。患者の言によれば，母親を中心とした家族内の問題が根深くあったが，本稿はその考察が主旨ではないので最低限の記述に止めた。

4月○日　ここにいる意味がない。

〈ここへ入院した理由は？〉──入院してないと今頃は死んでいたことでしょう。「観念的な死」は絶対的のものです。〈観念的死というのは？〉──「観念的な死」が先にあって，それに基づいて普通の死が出現する。

　＊「退院したい」という。退院したら自分の意志で死ねるという意味のことをほのめかす。自殺念慮を口にすることによって治療者の関心を引きつけようとしているのかもしれないが，自殺念慮は根深そうである。

4月○日　母親：本人は年齢の割に甘えすぎるところがあったので，鍛える気もあって，幼稚園の頃，スイミングスクールに入れた。すごく水を恐がるので尻を叩いた。あとからそれを恨まれた。依存的であるので，何とか直そうと鍛えたのが裏目に出た（ハラハラと涙を流しながら語る）。妹は自立心が強く，放っておいた。そのことを今でも感謝される。

　＊これからも「甘えている」と思うことがあっても，受容するようにと助言しておく。

4月○日　考えていることが「声」になることがたまにある。「死ななきゃ生きられない」「魂が死んでしまった」などと（思考反響あるいは考想化声）。

5月○日　母親：先日外出のとき，私の腕にすがりついて来た。今まではそういう依存心，甘えが腹立たしかったが，先生のお話を伺ったので，受け容れるようにしていた。

本人：話をして言葉に出すと，自分自身を失ってしまう。言葉は正確に伝わらないどころか，逆になってしまう。逆の気持ちに自分が支配されるような気がする。

5月○日　回診のときF先生が「自信がつきましたか」といわれたが，それ

は「今日中に死になさい」という意味だと思った。F先生は他の患者には肩を叩いて励ますのに，私にはそういう態度をとってくれなかった。（このような妄想知覚とも取られうる体験は，この他のときにはあまりみられなかった。）

　5月〇日　魂が死んだという風に思っていたときは，誰とでも平気で話ができたが，今はそうは言い切れない。そのためか誰とでもこだわりなく接するという訳にはいかない。生きているのか，死んでいるのか分からない。自分が何なのか分からない。

　6月〇日　以前は人と話をしていると，「自分がいない」という感じだった。〈自分の個性がなくなるの？〉――個性ではなくて魂というか，自分そのものがなかった。

　＊この頃は病棟の他患とも会話を交えている。

　＊6月〇日に夜日記を燃やしているところを看護者に見つかった。動機は，他患と話をしているうちに，心の深いところまで届く言葉（悪い意味ではないという）を聞いたら死にたくなったから，身辺整理のつもりで日記を燃やしたとのこと。自殺企図の可能性があるので「要注意」と病棟に告げておく。

　6月〇日　魂が死んだという感覚は今はない。魂が死ぬ前とも違う。今は心がある。昔は心がなかった。考えていることが言葉になって聞こえてくる。しょっちゅうそうである。

　＊重症離人体験が改善されてくると，自殺企図の可能性がそれまでよりは増す。

　6月〇日　（午後，8時50分，病棟の窓にコードを懸けてぶら下がったが，外れて事なきをえた。病棟の診察室で事情を聴こうとしてもこの日はメロメロで「死なせて下さい」というだけで，後は会話が成立せず長時間「病棟から出して欲しい」「出さない」の押し問答を繰り返すのみであった。翌日になって，同室のKさん"中年の摂食障害の患者"に「私のように細い身体の者は他人から見ると異常に見えるらしいけど，あなたはウエストもしまっていて均整がとれているし，若いからいいね」と褒められたところ，自分としては身体の美しさなんか価値がないのであって，魂の美しさこそ価値があると思う。そういう自分の考えを証明するために，身を殺さなければならなかったと説明する。）

　7月〇日　私はもう死にたいから死なせて下さい。将来どう生きたらよいか

分からないということも死にたい原因の一つ。本当は進学したいのだけれど，自信がない。

7月○日　入院の意味が分からなくなった。

（現在の入院の目的は，第一に死なれては大変ということ，第二には，母親に対する悪感情がもう少し改善されたら，と思っていると説明。）

批判的になることによってしか親から離れられないような自分の弱さがあるような気がする。でも批判的なことばっかりでもないような気がする。〈お母さんのどんないい面に気づいている？〉——愛情があるということ，しょっちゅう来てくれるし……。

8月○日　退院したい。もう死にたいという気持ちはなくなった。ということにしておきましょう（と笑う）。他人の意志が自分の意識の中に入りこんで，自分の意志がなくなってしまっているという感じにときどきなったが，今はない。たとえば「男の人とばっかり卓球して……」と他人の意志で自分がそう思ってしまう。その他人というのはJさんとかLさん。

〈あなたが人にこう思われると嫌だなと思う内容では？〉——あ，そうですね。そういう内容ですか，そのときはその人の意志で自分の意識がそう思っているのだと思っていた。

＊入院してから今が一番表情がよい。明るい。
＊「魂が死んだ」「ぼんやりする」「他人の意志が入りこむ」などの体験は今は背景化している。
＊自殺念慮も薄らいでいるらしい。
＊外出時間を少しずつ延ばして退院の方向へもっていけるかもしれない。

8月○日　病院では食事の味がよく分かるが，家へ帰ると分からなくなる。
＊希望してその後も外泊を繰り返すが，家へ帰る喜びをあまり語らない。

9月○日　喋っていながら実感がない。そういう状態の自分を距離をおいて見ているという感じ。喋っている自分は演技している。距離をおいて見ている自分が本当の自分。今はそういう風に分かれていない。しかし時にそういう状態になる。

10月○日　魂が死んだというよりは魂がないという感じはずっと続いている。（少し考えて言いなおし）今は違う。魂がありますね。魂がないときは自分がすべて行っているという感じがなくて，自分の意志で行動している感じが

しない。他人にやらされているという感じでもない。

　自殺企図をしないという約束のもとに10月〇日退院となった。

　紙幅の都合で以下省略するが同様の状態が長年月続き，以後も精神的に動揺し自殺念慮が強いときなどに入院したこともあるが,徐々に精神的成長を遂げ，症状も軽快し，X＋11年から4年間の間に主治医が3回交替したが，X＋15年からは再び筆者が担当している。初診から20年後のX＋21年現在，結婚，出産を経て母親となっている。しかし精神的に不安定となることはときどきあり，不定期ではあるがほぼ2週間に1度の間隔で通院している。「自分の考えが声となって聞こえる」という体験は続いているが，以前のように本人にとって異物的に体験される程度は減じている。「考えるときは，声でしか考えられない（思考反響）。口は動いていないが頭で実際に声が聞こえる。癖のようなものです」と言っている。また自分で口を動かして喋るときは，自分で演技している，という。

　薬物はその都度の状態に応じて対症療法として使用され，不安が強く精神的に不安定であるときは1日量，ハロペリドールHaloperidol 4.5mg，アミトリプチリンAmitriptyling 75mgおよび睡眠薬を使用した時期もあった。イライラ感が強いときは抗うつ薬を使用し，落ち着いているときは抗不安薬を少量使用するのみで社会生活は可能である。

III　考　察

　周知の如くクレランボーは精神自動症の原因については，中枢神経の感染，中毒，外傷などによる脳の組織的変化の後遺症を考え，とくに間脳を重視していた。また精神自動症症状を呈する精神病としては，中毒性精神病，脳炎，老年性痴呆（老年性認知症）その他種々の疾患であり得ると言うが，やはり慢性幻覚妄想病がその発想の基礎になっている。当時の慢性幻覚妄想病のかなりの部分は現在われわれが使用している診断名でいえば，妄想型統合失調症に含まれる。つまり彼の考えによると，今日われわれが統合失調症と診断する病態を含め幻覚妄想状態を示すほとんどの精神病において幻覚は妄想より根源的な現象であり，そのさらに最も根源的現象として小精神自動症がある。

　そうしたクレランボーの考え方に対してはその脳器質論的考えに対して，あるいは幻覚を妄想より根源的な現象としたことに対してなどいろいろの角度か

ら批判され，今日ではその理論が省みられることは少ないが，諸々の精神現象についての彼の記述は卓越しており，精神自動症についても種々の症状が精緻に記述されている。ここではクレランボー症状群の中でも中心的症状であるといわれる思考反響を中心症状とした例を記述した。

この症例における「魂が死んだ」「自分には核がない」「（ものやことと）距離がありすぎる」「実感が湧かない。自分のしたことを次々忘れてしまう。思い出す母体，主体がない」などといった，いわば重症の離人症体験，あるいは「どういう表情をしたらよいか，目をどこに向けたらよいかわからない」「自分が何なのかわからない」などとブランケンブルク[1]のいう「自明性の喪失」様体験が基底に存在し，さらに「自分の考えていることが声になる」「魂がないから自分の意志で行動している感じがしない」などの作為体験の前段階，思考化声あるいは発生機の幻聴（クレランボーの小精神自動症）ともいうべき現象が存在している。これらの現象は多くの研究者から統合失調症と呼ぶ根拠にされる症状である。とくに「自分の考えていることが声になる」という体験はシュナイダーのいう統合失調症の第1級症状である考想化声ともとられ得る。また「逆の気持ちに自分が支配されるような気がする」「他人の意志が入りこんで……」というように作為体験ともとれる体験もある。しかしこれが長期間持続する訳ではない。妄想と言える現象は回診時に一度生じたのみでその後は出現していない。

DSM診断においては統合失調型パーソナリティ障害の項目が幾つかあてはまり，われわれもさしあたりそのように診断し，治療していた。

ところでこの例における考想化声は「内心で喋り続ける」というようにクレランボーのいう思考反響ともとることができ，いわゆる小精神自動症の代表的症状でもある。この「内心で喋り続ける」という表現は初期の頃は「声のような声でないような」というあいまいな表現をしていたが，経過とともに「声」として聴覚性が明確になっていった。しかし「声」ではあるが主題をもった内容ではなく，その場その場の想念が聴覚性を帯びるにとどまっている。つまり限られた主題が次第に明確になり固定するという方向をとらず，時に逸脱することもあるがクレランボーのいう小精神自動症の範囲におおむねとどまっている。

この例では，その思考反響にみられるような小精神自動症のもう一つ基礎に

なる状態として離人症状態がある。自ら考えるときにその考えが「声」になるということは，受け身的な離人症状態から能動性を取り戻そうという態勢に入るときに自分の考えが「声」となって聞こえるのであって，離人症状態のままそれを悩んでいるだけで流れにまかせているときは「声」は聞こえない。そういう意味では離人症状態の方がクレランボーのいう精神自動症より基本的な状態であるといえる。もちろん離人症状態それ自体，疾患特異的ではなく，神経症，うつ病，統合失調症その他種々の病態にみられ得るが，この症例における離人症状態は，「母親と自分との間に境がない」状態や「他人の意志が自分の意識の中に入りこんで自分の意志がなくなってしまう感じ」に通じるものであり，以前筆者が考察したように「対象規定，したがって自己規定を行うための基点が定まり難い」[18]ことと関連がある離人症であり統合失調症への方向性をもっている。しかしそのような自己と他者の混交を思わせる状態は短期間であり，明確な統合失調症症状が出そろっている訳ではないため，統合失調症とは断定できない重症の離人症状態である。

　このレベルの症状で終始するのか，あるいは基礎疾患に特異的な症状が次第に明らかになっていくのかは症例によるが，われわれの症例は前者に属し，クレランボーのいう精神自動症のレベルから大きく逸脱することなく長期間経過し，いわゆる統合失調症症状が前景に出ることなく，問題はあるが社会生活にも適応している。また新語造作その他の言語上の異常もない。このようなことから，この症例のように重症の離人症状，「考想化声」（思考反響）のレベルの症状があるからといって，統合失調症であると断定することは適当ではないと考える。

文　献

1) Blankenburg, W.：Der Verlust der natürlichen Selbstverständlichkeit. Enke, Stuttgart, 1971.（木村敏，岡本進，島弘嗣訳『自明性の喪失』みすず書房，1978年）
2) de Clérambault, G.：Automatisme mental. In: Oeuvre psychiatrique, Tome II, P. U. F., pp.453-654, 1942.
3) de Clérambault, G.：Automatisme mental et scission du moi (1920) In: Oeuvre psychiatrique, Tome II, P. U. F., pp.457-467, 1942.（高橋徹，中谷陽二訳，精神医学，19: 527-533, 1977.）
4) de Clérambault, G.：Psychoses Passionnelles. In: Oeuvre Psychiatrique. P. U. F., Paris, 1942.（木村敏夫，時澤哲也，関忠盛，山岸一夫訳『熱情精神病』金剛出版，

1984)
5) 石川昭雄, 高橋俊彦, 小笠原俊夫:恋愛妄想と嫉妬妄想の併存例——恋愛妄想の臨床的研究(その2). 精神医学, 20: 941-950, 1978.
6) 木村敏, 坂敬一, 山村靖, 浅見勧, 吉川義和:家族否認症侯群について. 精神神経誌, 70: 1085-1109, 1968.
7) 小木貞孝:『フランスの妄想研究』金剛出版, 1985年.
8) クレペリン E.:『パラノイア論』(内沼幸雄, 松下昌雄訳編) 医学書院, 1976年.
9) Kretschmer, E.: Der sensitive Beziehungswahn, 3 Aufl., Springer, Berlin, 1950. (切替辰武訳『敏感関係妄想』文光堂, 1961年)
10) Pauleikhoff, B.: Der Liebeswahn. Fortschr. Neurol. Psychiat., 37: 251-279, 1969.
11) 中根晃:比較的まれな精神医学的症状群. 懸田克躬他編『現代精神医学大系3B, 精神症状学Ⅱ』中山書店, 1976年.
12) 中根晃:幻覚. 懸田克躬他編『現代精神医学大系3A, 精神症状学Ⅰ』中山書店, 1978年.
13) 高橋徹:G. de クレランボー著「精神自動症」について(解説). 精神医学, 19: 533-535. 1977.
14) 高橋徹, 中谷陽二(翻訳と解説):ドゥ・クレランボー「二つの妄想の共存——被害妄想と恋愛妄想」. 精神医学, 17: 643-653, 1975.
15) 高橋俊彦, 石川昭雄, 原健男, 酒井克允:恋愛妄想の臨床的研究. 精神医学, 19: 701-709, 1977. (文献22に所収).
16) 高橋俊彦, 石川昭雄, 原健男, 酒井克允:妄想型分裂病における恋愛妄想——恋愛妄想における臨床的研究(その3). 精神医学, 20: 1189-1197, 1978. (文献22に所収).
17) 高橋俊彦:青年期に発現する恋愛妄想について. 中井久夫編『分裂病の精神病理8』東京大学出版会, 1979年.
18) 高橋俊彦:分裂病と「重症」離人症との連続性について. 高橋俊彦編『分裂病の精神病理15』東京大学出版会, 1986年.
19) 高橋俊彦:「価値追求型」恋愛妄想者における妄想への過程と治療に関する一考察. 吉松和哉編『分裂病の精神病理と治療1』星和書店, 1988年.
20) 高橋俊彦:重症の離人症——内因性若年無力性不全症侯群例と「自然な自明性の喪失」症侯群との比較を通して. 精神科治療学, 4(12): 1521-1528, 1989.
21) 高橋俊彦:パラフレニーと診断された恋愛妄想例についての一考察. 木村敏編『精神科症例集 1・精神分裂病Ⅰ——精神病理』中山書店, 1994年.
22) 高橋俊彦:『妄想症例の研究』金剛出版, 1995年.

第Ⅲ部

統合失調症

第七章　統合失調症像の時代による変遷

I　はじめに

　統合失調症の場合はその本態についての議論も未だ決着をみておらず，その成因論についても生物学的，心理学的，社会学的，人間学的領域等と広範にわたり，いずれも一部の症例には妥当性をもつように見えても，それが普遍性をもつものとして定説に至っているものは未だ存在しない。こうした状況で統合失調症像の時代的変遷を検討することは如何なる意味があろうか。第一にはその本態の究明に若干の参考になるかもしれない，ということがある。つまりわれわれの日常臨床は自分の置かれている状況，時代の制約下にあるのでその意味では視野狭窄に陥っているが，それが若干是正されないか，ということである。第二に，統合失調症像を時代と社会文化との違いの中で比較することにより，統合失調症者と社会との関連が少しはみえて来ないか，ということである。第三に，それを踏まえて統合失調症の予防あるいは治療を摸索するのに何らかの参考にならないか，ということがある。

　しかしブランケンブルク[5]らも指摘するごとく，時代や地域が異なれば，病像を把握する側のもつカテゴリーも異なるし，カルテの記述の仕方もさまざまであるので，時代を違えた多数の症例を比較して論じることは厳密な意味ではほとんど不可能である。したがって本論では先人たちの業績の一部を検討しながら，筆者の考えを若干付け加える程度となる。

　なお，この方面に関してわが国においてはすでに桜井ら[32]，関[35]のすぐれた論文がある。

II　統合失調症の「流行」

　統合失調症の発生率は，時代，国の別を問わずほぼ同程度である，という説

はよく耳にするし，かなりの人々に信じられている。しかしこれに疑問をもつものもある。そのうち，まったく異なった視点に立つ二つの論文を見てみよう。

一つは，クーパー Cooper, J. ら[7]（1977）の社会学的視点からのものである。

彼らによれば社会の工業化が，統合失調症の増加をもたらした。工業化は医療技術の進歩を伴い，出産時や幼少時の死亡率を低下させ，このため，体質的に弱い者までもが統合失調症の顕現する年齢にまで生き延びることができるようになった。

工業化はまた家族の小型化と人間関係の変化をもたらし，病者が統合失調症の急性期から回復するのを難しくした。コミュニティの規模も大きくなり，統合失調症者の数も増加し，彼らはコミュニティから追いやられ施設へと集められるようになった。

また精神科医たちも施設に入れられた多数の患者たちと長期間付き合い，共通の諸症状を認知し，精神病の区別について新しい考えを発展させる必要に迫られ，アイデンティティを達成した。このような背景の中でモレル Morel（1869）に始まり，カールバウム Kahlbaum, K. L.（1863），ヘッカー Hecker, E.（1871），ピック Pick, A.（1891），ゾマー Sommer らの研究を経て，1896年以降のクレペリンに至り，およそ半世紀の短い間に今日の統合失調症概念が出来上がった。以上が彼らの考え方の概要である。

一方ハーレ Hare, E.[16] は慎重に論を進め，断定することは避けているが，統合失調症の感染症仮説を支持している。

彼によれば，統合失調症が人間社会においても長年の間現在と同じ率で発生していたという仮説には根拠がまったくない。18世紀までは今日でいう統合失調症がこの世に存在していたか否かは疑わしく，存在していたとしても今日に比べて非常に発生率は低く，統合失調症の早期発生タイプが増加しているのは19世紀になってからである。

それを踏まえた上で仮に統合失調症が18世紀における新しいタイプの感染症であるとみると，梅毒，腺ペスト，結核，麻疹，猩紅熱などの諸感染症の歴史とのアナロジーによって，緊張病と破瓜病の減少，精神荒廃の程度の軽減などの症状変遷を説明することができる。統合失調症はその後今日までに軽症化への道を辿って来たが，それは諸感染症と同じである。感染症の歴史においては病気の軽症化は宿主の抵抗力の増加，あるいは軽症の感染主の出現のためで

ある。
　しかし統合失調症の軽症化については後述するごとく，むしろ社会的側面からの考察が多い。

Ⅲ　亜型間の変化

　統合失調症の下位群（亜型）についてはブロイラー Bleuler, E.[6]もクレペリン[22]の分類をほぼ踏襲している。また入院患者における各下位群の頻度についても言及し，緊張型と破瓜型の頻度はほぼ同じであり，妄想型はこれらよりやや少なく，単純型はわずかにみられるだけであるが，病院外ではおそらくこれが最もしばしばみられる現象様式であろう，と記述している。なお単純型はクレペリンにおいては破瓜型に加えられているが，ブロイラーがそれを分け，クレペリンも教科書8版（1913）でこの型を取り入れている。この亜型分類は現在でも大体受け入れられているが，周知のごとくシュナイダー[34]は破瓜型のみが病状を示す形容ではなく，患者の年齢に関する形容であるため，概念水準が異なるとして，これを単純型の下位群とみなした。アリエティ Arieti, S.[1]（1959）は，入院を必要とせず，開業医に通院する軽症統合失調症の増加に注目し，これらの症例の中に統合失調症の古典的な一つの亜型に分類することが困難なものが多く含まれていることから，統合失調症の寡症状型 Oligosymptomatic Form of Schizophrenia という項目を設けて論じている。
　また症状の軽症化に加えて各タイプの比率も変化しており，20年前の精神病院においては破瓜型，妄想型，緊張型の頻度に極端な差はなかったものが，当時では破瓜型の頻度が低下し，緊張病の昏迷やろう屈症の典型例は非常に稀になったと述べている。この破瓜型の減少について彼は次のように解釈している。すなわち，以前は妄想型の症例の中で，急速に統合を失い，破瓜型に陥ったものが，時宜を得た治療的介入により，妄想型のレベルに止まるものが増えたのである。
　桜井ら[32]（1964）は，1934-36年，1942-44年，1948-50年，1956-58年と四つの時期を戦前，戦中，戦後，現在（当時）と名付けて各時期の入院患者を調査している。これによると，破瓜型は各時期を通じてあまり変化せず，緊張型は戦前に多く，以後減少が著しい。妄想型は次第に増加傾向を示している。この分類には「反応」と「分類不能」という項目が別にあり，後者は最終

時期では9.9％であり，前者は戦前，戦中がそれぞれ3.6％，9.5％であったものが，戦後，現在ではそれぞれ19.4％，26.7％と著しく増加している。彼らは，これを力動精神医学の分類に従った曖昧な概念であり，アメリカ精神医学の影響による診断基準の変遷，ないしは混乱を反映していると述べている。

後藤[14,15](1971)は，統合失調症の病像と経過が薬物療法導入以来どう変わってきたかを長期観察によって明らかにすること，またそれによって薬物療法を包括的に評価することを試みている。

彼によれば，1952年に松沢病院に入院して，1970年の時点で入院継続中の患者のうち病歴記載不備その他を除いた症例（少なくとも初期の数年間は薬物療法を受けていないので「初期非薬物療法群」とした）30例と，1958年から1961年の3年間のうちに入院し，1970年現在入院中の27例（薬物療法群）について病像変遷，経過などさまざまな点で検討を加えている。病型の内訳のみに注目すれば，破瓜型は20例から16例へ，緊張型は7例から2例へそれぞれ減少し，幻覚妄想型は3例から9例へと増加している。これはアリエティの記述と一致している。

彼は1952年と1960年に入院して，1970年の時点ですでに退院している患者についても比較しているが，病型別の内訳のみに注目すれば，緊張型が14例から5例へと減少し，幻覚妄想型は4例から7例へと増加している。これが破瓜型に関してのみは11例から22例へと増加しており，入院継続群と逆である。

1974年の論文で，ベムポラド Bemporad, J. R.[2] らは，北アメリカの統合失調症亜型で最も多いのは，1952年に命名された慢性分類不能型 chronic undifferentiated type である，と述べている。病初期には破瓜型，緊張型あるいは時には妄想型の特徴をもっていたものが，病気の経過のうちどの型にもあてはまらない病像を示すようになる患者が多数存在し，それらを一群に考えた方が無理がない，ということである。

やはり1974年のモリソン Morrison, J. R.[27] の1920年から1966年までの入院患者の統計によれば，その47年間に破瓜型が著しく減少し，単純型と緊張型も減少しているが，破瓜型ほどではなく，妄想型は変動はあるものの，一定の数を維持しているが，それらの亜型に含まれないものが1920年頃では10％にも満たなかったが，1966年には全統合失調症の4分の3近くにまでなって

いた。

　統合失調症の亜型分類の基準は，各人によって必ずしも一定していないので各研究者の統計をそのまま比較するのは厳密ではないかもしれないが，これは補正の仕方が難しい事柄である。またコルヌ Cornu, F.[8] が症例の経過を長期間追った研究においては，同一症例が途中で他の亜型へと診断を変更される場合が結構あることが示されている。そういう限界を承知の上でまとめてみると，破瓜型については減少しているという説もあるが，母集団の規定の仕方によっては増加している統計もあるので結論は出しかねるが，緊張型は減少し，妄想型は増加傾向にある。それに加えてどの亜型に分類されるべきか判断しかねる症例が増加している。このことは後述する統合失調症の軽症化とも関連している。

Ⅳ　妄想内容の変遷

　破瓜型，緊張型の病像変遷を主題とした論文は最近はあまり見当たらないが妄想型を中心とした妄想内容の変遷についての論文は以前からある。統合失調症の妄想内容は，本人にとっては何の意味ももたないので，それを論ずること自体もあまり意味がない，という研究者がいる。しかし，その妄想によって患者が何を訴えんとしているのかを治療者が感じとり，何がしかの患者理解が深まるとすれば，妄想の検討はそれなりの意味はあろう。妄想内容に基づいて行われる患者の諸行動は，妄想の対象となった人々ひいては患者本人に対して与える影響が大であることを考えると，妄想内容の研究はむしろ重要であるといえる。

　藤森[10] によれば，統合失調症者の妄想主題の選択は，病者ひとりひとりの生活史的な背景や発病状況と密接な関連をもつと同時に，多数の患者の主題選択を時代の推移や社会の変動を一つの指標として巨視的にとらえることは，(1) 統合失調症の妄想論における社会・文化的要因の展開に新たな照明を与えることになるし，(2) 比較精神医学的視点にも素材を与えることになり，(3) 時代精神病理学的立場からも，後世にとって参考資料となるばかりではなく，統合失調症存在と近代史の一側面との関わりを世相史の視点からも語り得るかもしれない。

　妄想内容の変遷については，クランツ Kranz, H.[23] (1955) の研究が有名で

ある。彼によれば，躁うつ病における妄想内容の変化は，統合失調症ほど時代や周囲の世界に影響されることはなく，そのため本来は躁うつ病の方が統合失調症"より自閉的である"というパラドクスがみられる。

彼は1886，1916，1946年の年代別に合計894例（うち統合失調症651例，躁うつ病243例）のカルテを調べ，時代変遷と妄想主題について比較研究している。統合失調症における被害妄想は1886年で72％，1916年で75％，1946年で72％とほぼ一定しており，被毒妄想もそれぞれ24％，19％，19％とほぼ変動はないが，一方誇大妄想はそれぞれ24％，17％，11％と減少して来ている。宗教的－鬼神論的領域の内容はコンスタントに保たれており，それぞれ43％，44％，および45％となっているが，登場人物や話の舞台は変化しており，1946年では聖母マリア，聖徒などの姿が現れることはなく，魔法，呪縛および白衣の女という魔法に取り憑かれた体験はみられない。パウライコフ Pauleikoff, B.[31]（1959）もこのクランツの報告を紹介し，時代が下がるほど統合失調症における誇大妄想の率が減少している一方で，迫害妄想はコンスタントな率を保っていると述べている。

レンツ Lenz, H.[24]は妄想型と思われる430例を，1856年から1910年，1910年から1945年の2群に分けて，各症状の比較を行っている。これによると，同じ罪責感といっても，超世俗的な罪責感は減少しているが，世俗的な罪責感は減っていない。迫害妄想においても，悪魔や魔物といった非現実的なものの出現は減少し，人間や機械というような現実的なものによって迫害されるという内容は増加している。催眠術をかけられている，といったような被影響感，および自分のことを噂している，という関係念慮あるいは妄想も増加している。

ブランケンブルクら[5]は，19世紀（1880－90）と20世紀（1960－65）のカルテ合計473冊を比較検討している。彼らは，方法的に不統一であるにもかかわらず異なった各研究者たちの結果は非常によく一致しているとして，表1にまとめている。それらに共通しているのは政治的内容，技術的内容の妄想は増加し，宗教的妄想は減少している。誇大妄想は減少傾向にあり，迫害妄想は増加している。

彼らは，妄想主題別に興味ある検討を行っているが，一例をあげれば，誇大妄想は男女とも減少傾向にあるが男性の場合は女性の2倍存在する。迫害妄想は男性の場合他の文献同様変動はないが女性の場合は戦後増加している。これ

第七章 統合失調症像の時代による変遷 111

表1 妄想主題に関する各研究者の所見 (Blankenburg ら[5]より)

	誇大妄想	迫害妄想	宗教妄想	技術妄想	政治妄想
Achté (1961)	=	↑	↓	↑	↑
Agresti (1958)	=	↑	↓	↑	
Bouchal (1958)			↓	↑	↑
Kranz (1955)	↓		=	↑	↑
Lenz (1964)	↑↓↑	↑	↓		
León (1970)		=	↓	↑	↑
Ergebnisse eigener Untersuchungen	↓	(↑)	↓	↑	↑

↑増加　↓減少　=ほぼ一定

は東ドイツまたは東側諸国から逃亡してきた女性に高頻度に迫害妄想がみられることから説明がつく，としている．

　日本では藤森[10]がこの問題を精力的に取り上げている．彼は明治・大正・昭和の三代から，明治34～39（1901-1905）年，大正5～9（1916-1920）年，昭和6～10（1931-1935）年，昭和11～25（1946-1950）年，昭和36～40（1961-1965）年を選び，それぞれの時期に松沢病院およびその前身である巣鴨病院に初めて入院した統合失調症者のうち，妄想のある症例1283例を対象として検討を加えている．彼によれば，増大傾向にある妄想主題は，被害妄想，関係妄想，注察妄想，迫害妄想，物理的被害妄想，心気妄想であり，減少傾向を示す妄想主題は，誇大妄想，憑依妄想であり，被毒妄想，嫉妬妄想，罪業妄想，宗教妄想，血統妄想は時代や文化によりその内容は異なるとはいえ，普遍的な主題であり，時代により有意差を認めなかった．彼は前二者を変遷型，後者を恒常型妄想主題の項で論じ，それらと時代背景との関連を詳細に論じている．

　一例として，物理的被害妄想の増大は以下の如くである．職人の手仕事に使われる道具は眼に見えるものである．しかし現代の科学技術の成果とされる機械装置は，人間の眼に見えないものとしての存在になりつつある．その内容も戦前（第二次世界大戦）は「エレキ」が主題となり，戦後は「隠しマイク」「放射線」「テレビ」さらには「コンピューター」などが主題として取り上げられてきた．また機械装置の背後にある眼に見えないものとして，それを操作する「俗世界」の人間が存在する現代の物理的被害妄想と，狐，狸，蛇などの動物

の背後に「神」など「超俗的」な世界を見ていた明治時代の憑依妄想とは，それぞれの時代・世相の対極構造を示している。それと同時に憑依妄想の後退から物理的被害妄想への増大は，妄想世界の主題に見る超俗的なものから世俗的なものへの移行と対応している，と述べている。

宮本ら[25]は，妄想上の迫害者が神・悪魔から人間・機械へと変わったが，その上に新たに得体の知れないなにものかを付け加える必要があり，迫害者がますます「無名性」の性格を帯びてきている，と指摘している。

また宮本ら[26]は現代科学技術の所産であるテレビを媒体として体験される統合失調症者の病的体験に注目して，テレビのもつ空間性の特徴，およびこれと統合失調症体験との関連について考察を行っている。彼らによれば，テレビの画像の中で展開される時間も空間も〈生の〉現実とは異なる次元のものであるにもかかわらず，テレビは自己と世界との心的距離を短縮したり，無限に拡大することを可能ならしめる機械であり，そこに呪術的思考の入りこみやすい余地が出てくるのである。

上記クランツの指摘する如く，うつ病の妄想においてはこのような科学技術の進歩や周囲の世界の変化に応じてその内容が変化していくことが少ないのに比べて，統合失調症性の妄想はその時代の社会的変化を一早くその内容に取り入れるという点で，社会文化的観点からの関心を喚起するものである。

なおブランケンブルクら[5]は，統合失調症の妄想内容の変遷の問題から，根底にある体験構造とその構造の時代精神との関連の問題へと重点を置き換えることが重要であるとして，影響体験としての自我障害の頻度に注目している。それを能動型，受動型，混合型に分けているが，能動型は外部のものを支配し，影響を与えることができるという妄想体験を意味し，これには誇大妄想が含まれ，受動型は影響を受けたり，吸い込まれたりするという妄想体験であり，これには迫害妄想，被毒妄想などあらゆる種類の被害妄想が含まれている。自我障害全体は19世紀の22.4％に比べて，20世紀は37.4％に増加しているが，これは新しい精神病理学による観察に基づいていることも考慮に入れなければならない，としている。

V　統合失調症の軽症化

アリエティ[1]（1959）は，入院しなくても外来で治療が可能な症例が増加し

たことを控え目な態度で指摘している。彼は，以前ならば重症でないために見逃されていた多数の統合失調症者が，医学の進歩により容易に診断されるようになったためではないか，と推定した。彼は統合失調症の寡症状型の項目に，妄想型，破瓜型，緊張型，単純型のそれぞれに寡症状型を設けて論じ，これはお互いにどの型に属しているのか判別することが困難であり，それらを特定のタイプに見立てようと努めるのは，クレペリンの用語に固執しているためであるとしている。さらに彼は，ホックら[17]の偽神経症性統合失調症のタイプも次第に多くの臨床家によって認められるようになった，と述べている。

　グリンカー Glinker, R.[13] (1973) も，それまで20年間のうちに，精神病の病像持続期間が短くなり，現実とのかけ離れの程度が軽くなり，劇的でなくなったと論じ，この傾向は薬物が合法的に使用される以前から生じており，これを薬物のみに帰せられない，としている。

　彼らの調査によれば，若年発生統合失調症者の急性精神病性発現は短期間で終わり，病者たちは自分の妄想や幻覚についての詳細を素直に話すことができる。そして彼らは自分たちの社会的制約を認め，まじめに自分たちの統合失調症過程に順応しようとしているようにみえた。これは後述する「病感をもつ統合失調症者」の増加とも関連する。また社会の方も変化して，常軌逸脱に対する耐性が高まり，共同体に対する攻撃や反抗のための逃避弁も多く備っている，と述べている。

　わが国でも統合失調症の軽症化について触れている論文が幾つかある。

　笠原[18] (1976) によれば，統合失調症の軽症化の要因として，向精神薬の登場とそれにともなう精神病院の治療の質の向上が大きいことを認めざるを得ないが，未治療の初診時において軽症であることから精神衛生思想の普及，健康保健制度の拡充といった正の要因によって，また核家族化や住居面積の狭隘化といった負の要因によって病人が以前より早い時期に医療の場に現れることも考慮に入れなければならない。しかしそれに加えて現代の文化的社会的特性を組込んで考えざるを得ないとして，次のように推論している。

　第一。現代においては既存の価値体系からの逸脱を以前ほど異としなくなったので，脱現実性を核とする統合失調症性心性と平均人の心性との間に，かつて存在したであろうほど深い断裂が生じないことが統合失調症の表現を温和にさせている。第二。現代人は一昔前より孤独とか孤立について強力な防衛戦略

を身につけて育ってきており，それゆえに直接的には狂気に突入しない。第三。精神病の症状形成において，外面的表在的形成から内面的秘匿的形成への重点移行があり，現代の統合失調症は身体を巻き込むことの少ない，精神的内面的次元の病となったがゆえに，外から見て激しさを減じた。

彼ら[19]はまた，年齢的には20歳台の，比較的フレッシュなケースであって，病初期から外来の枠内で大体のところ治療可能と思われる統合失調症を「外来分裂病（仮称）」として取り出し，考察を加えている。

土居[9]もまた統合失調症が軽症化しているという印象を述べている。彼によれば，テクノロジーの進歩によって外的世界が変貌しつつあるだけでなく，内的世界も，価値の多様化，あるいは価値の混乱によってさまよいだしている観がある。おそらくこのように客観的世界から馴染み深さが失われているという社会的背景があるために，今日の精神病者は軽症化したのではなかろうか。なぜならば彼らの主観的世界から馴染み深さが失われても，客観的世界においてもそれに対応するものが起きているとすれば，彼らはそれほど周囲から疎外されていると感じなくて済むからである。

中井ら[30]は，人格解体に対する防衛機制を統合性と全体性と柔軟対応性を保つ順に，多重人格－憑依－妄想－固定観念という連続的な系列を想定した。この防衛自体も移行過程において混沌への一過性の解体の危機をもつ，という弱点がある。そしてこの移行過程の危機を軽くするような適応がある。すなわち二つあるいはそれ以上の人格状態の間を簡単に移行したり，両者を共存させたりすることが可能である場合であり，境界例や軽症統合失調症にその例がみられる。職場と住居が接近してこの移行過程の迅速性が要求される場合は混乱が生じやすく，適当な通勤時間があれば移行を円滑にする機能をもつ，と述べている。

VI 病感をもつ統合失調症者

統合失調症の軽症化について種々論じられているが，その場合の軽症化の意味もいろいろである。たとえば，緊張病のろう屈症のような極端な例に出会わないこと，外来へ通院する患者の増加，デイ・ケア，共同作業所などへの通所可能な患者の増加等々。レンツ[24]も1967年の論文で，自分そのものおよび自分の作業能力についての不安を述べる患者の増加に注目している。最近盛んに

第七章　統合失調症像の時代による変遷

論じられている寡症状統合失調症，あるいは一部で境界例といわれている統合失調症例の中には，自分の状態についての異常感を訴えるものもあり，これらも統合失調症の軽症化と関連がある．これらは従来からの亜型分類で言えば破瓜型あるいは単純型に入るか，さもなくば分類不能型が中心である．

この種の患者は古くから注目されており，ヴィルシュ Wyrsch, J.[42]，コルヌ[8]，シムコー Simkó, A.[36]，ビンスワンガー Binswanger, L.[3]，ブランケンブルク[4]らも論じている．とくにブランケンブルクの症例アンネ・ラウについてはわが国でもときどき取り上げられ，これを統合失調症の中心に据えて論ずる者もあれば，むしろ境界例に近いと見る者もある．グラッツェルら[12]，渡辺ら[41]の論文も視点は異なるが，これらとかなり近い症例を検討の対象としている．最近では藤縄[11]がこの種の患者の文献的考察を試み，その際とくに統合失調症の軽症化という観点から論じている．

筆者[38]もこの種の患者に幻聴が加わった9症例をあげ検討したことがあるが，その後も幾例か経験しているし，幻聴のみられなかったものも加えればさらに症例は多い．しかし一方ではこの種の症例は，一生のうちそれほど経験することがないという精神科医もあり，施設による偏りがあるのかもしれない．

湯沢[43]は，内省型の症例を最近次第に多く経験するようになったことに言及し，さらに内省型の成立には，治療者の存在様式が重要な構成契機となっているのではないか，と述べている．

たしかに精神科の場合，同じ患者を治療するにしても治療者の目の付け所の違いにより，ずいぶん異なった見方が可能である．そればかりではなく，患者自身も治療者のあり方によって異なった言動を見せるので，客観的な数の増減は把握することは困難ではあるが，少なくともこの種の患者に関する論文は最近増加していることは，確かである．

このような「内省型」に限らず，近頃は他の病型の統合失調症者で病感をもち自らそれを問題にする者は少なくない．たとえば筆者が別のところ[39]に記述した症例Vは妄想型ではあるが，某電気会社に勤務しながら不定期に通院するのみで少なくとも表面的には仕事ができている．次にそれをさらに短くして以下に記す．

[**症例**] Ⅴ 初診時37歳の男子会社員

　初診時37歳の会社員。37歳の5月，会社の命により他地へ40日間講習を受けに行き，週末には帰宅していた。その頃から「（上司が）家の近くに来ている」と言って外へ出て確かめることがときどきあった。8月に数日間出勤拒否をしたため，兄と妻に付き添われてN精神科受診となる。Ｖの話によると1年前に他地へ転勤したＨ課長がテレパシーをかけて来て，こちらの考えていることが分かる。"チェッ"とか"ヨシ"とかＨ課長がＶの頭の中で喋るのでそれが分かる。Ｈ課長は，隣の家や向いの家にも来てこちらを監視している。Ａ課長もＢ課長もテレパシーをかけてくるが，Ｈ課長ほど強くはない。

　向精神薬の使用でその症状は背景化したが，病識はまったく出ないままであった。38歳の8月，再び症状悪化した。このときは自分の考えと他人の考えとが区別できない状態にもなった。2, 3週間で下火になったが，やはり病識はまったく出なかった。同じ年の12月も症状悪化し，前回と同様の経過をとった。その後も病的体験が現れたり，背景化したりしていたが，「テレパシーをかけられると頭が疲れる。薬をのむと楽になる」と言って，通院は不定期に続けている。45歳の時点で昇進からは取り残されているが，仕事は続けている。

　この症例は同じ会社の以前の上司Ｈ課長およびその仲間であるＡ課長，Ｂ課長に対する迫害妄想をもつ一方で，同じ職場を辞めることなく続けて勤務している。また不定期ではあるが病院へは自発的に来院している。来院の動機は，「自分が妄想をもっているから」という病識に基づくものではない。「テレパシーをかけられると頭が疲れる。薬をのむと楽になる」といったように病識をもっている訳ではないが，自分の頭が疲れるという事実は認め，薬によって楽になるという通院意義も認めている。

　服薬の必要性をまったく認めず，通院すらも拒否する妄想患者もいる中で，一方ではこのように服薬を希望する患者は最近増えている。自ら希望するとまではいかないまでも「家族の圧力」のもとで通院する者，本人は来院せず家族が薬を取りに来る者などさまざまではあるが，仕事をしている妄想患者はかなりいる。このようないわば「軽症の」妄想型統合失調者では，妄想他者の特定化が困難になっているという小出[21]の説もあるが，この点については臨床的検討の余地がありそうである。筆者の臨床経験では，妄想他者特定の困難性

は軽症化の尺度にはならず，妄想他者が特定されていても「軽症」で職務が遂行できる者もあり，むしろ妄想他者が特定され得ないことが重症例であることを示す例も多い．

　妄想型統合失調症者の治療が外来通院で済むか否か，広い意味で治療に乗るか否かは，重症か軽症化の一つの目安になり，治療前からの状態か治療の結果かは別として，そこでは患者が病感を言語化できるか否かがかなりのウエイトを占めているのではないか，と思われる．

　この病感をもつ患者，より限定すれば病感をもち自ら治療を求める患者は20年前に比べれば，各亜型とも増加している．

　その社会的要因は，前記の笠原らの考察が妥当であると思われるが，視野を限定して日本の病院でいったん発症した後の患者を長年診察しての実感としては，以下のことが考えられる．(1) まず治療者が以前に比べて患者の訴えをよりよく聴くようになった．精神科医やコ・メディカルスタッフの増加や統合失調症者との面接技術の進歩がこれを支えている．(2) 薬物療法の進歩で患者の自覚する苦痛，たとえば不眠，頭の疲れやイライラ感などを多少なりとも和らげることができるようになり，これも通院のメリットを患者が自覚する要因となっている．(3) 通院公費負担制度，障害者年金等の外来患者への適用拡大などで患者の通院負担が経済面で軽減され，通院カウンセリング料の設定およびその点数引き上げなどにより，外来治療を行う側の経済的条件が向上したこと．(4) リハビリ施設，共同作業所，共同住居，デイケアなど多様な施設ができてきたこと，および診療所の増加も通院に対する抵抗を軽減している．これらはいずれも未だ十分とはいえないが，外来治療が以前より施行しやすくなった要因であり，ひいては軽症化の要因の一部にもなっていると考えられる．

　なお，Ⅱで紹介した統合失調症感染説も統合失調症の軽症化についての一つの考え方である．

Ⅶ　おわりに

　統合失調症の時代的変遷について諸文献を参考にして述べた．このような巨視的見方は実態とはかけ離れて極めて偏ったところを論じている可能性は大いにある．その内容の当否を判断するための十分な資料をわれわれは未だ持ち合わせていない．シメル Schimel, J. L.[33] が指摘するように「変転するのは精神

病の諸症状ばかりではなく，精神科医自身も同様」だからである。

最近の大まかな傾向としては，統合失調症の亜型分類の困難な症例の増加，軽症化，病感のある統合失調症の増加，したがって外来治療患者の増加という現象がみられることを論じて来た。

これらの現象は統合失調症の本態と如何なる関係があるかは依然として解明し尽くされてはいない。そして統合失調症という病気は，身近になったような気はするが，依然として深刻な事態を呈していることは現在でも変わりない。

文　献

1) Arieti, S.: The Functional Psychosis. In: American Handbook of Psychiatry I. Basic Books, New York, 1959.
2) Bemporad, J. R. and Pinsker, H.: Schizophrenia － The Manifest Symptomatology. In: American Handbook of Psychiatry III. Basic Books, New York, 1974.
3) Binswanger, L.: Schizophrenie. Neske, Pfullingen, 1957.（新海安彦，宮本忠雄，木村敏訳『精神分裂病』みすず書房，1960年）
4) Blankenburg, W.: Der Verlust der natürlichen Selbstverständlichkeit. Ferdinand Enke, Stuttgart, 1971.（木村敏，岡本進，島弘嗣訳『自明性の喪失』みすず書房，1978年）
5) Blankenburg, W., Zilly, A.: Gestaltwandel im schizophrenen Wahn erleben? In: Glatzel J: Gestaltwandel Psychiatrischer Krankheitsbilder. Schattauer, Stuttgart, 1973.
6) Bleuler, E.: Dementia Praecox oder Gruppe der Schizophrenien. Franz Deuticke, Leipzig und Wien, 1911.（飯田真，下坂幸三，保崎秀夫，安永浩訳『早発性痴呆または精神分裂病群』医学書院，1974年）
7) Cooper, J. and Sartorius, N.: Cultural and temporal variations in schizophrenia － A speculation on the importance of industrialization. Brit. J. Psychiat., 130: 50-55, 1977.
8) Cornu, F.: Katamnetische Erhebungen über den Verlauf einfacher Schizophrenien. Psychiat. Neurol. (Basel), 135: 129, 1958.
9) 土居健郎：分裂病における分裂の意味．藤縄昭編『分裂病の精神病理10』東京大学出版会，1981年．
10) 藤森英之：精神分裂病における妄想主題の時代的変遷．精神経誌, 80: 669-701, 1978.
11) 藤縄昭：単純型分裂病の概念をめぐって．藤縄昭編『分裂病の精神病理10』東京大学出版会，1981年．
12) Glatzel J. und Huber, G.: Zur Phänomenologie eines Typus endogener juvenil-asthenischer Versagenssyndrome. Psychiat. Clin., 1: 15, 1968.
13) Glinker, R.: Changing Styles in Psychoses and Borderline States. Am. J. Psychiatry, 130: 151, 1973.
14) 後藤彰夫：長期経過観察による精神分裂病の病像変遷と経過の研究――「薬物療法群」

と「初期非薬物療法群」との対比——（その1）長期入院患者について．精神医学，13: 329, 1971.
15) 後藤彰夫：長期観察による精神分裂病の病像変遷と経過の研究——「薬物療法群」と「初期非薬物療法群」との対比——（その2）軽快退院患者について．精神医学，13: 1067, 1971.
16) Hare, E.：Schizophrenia as a Recent Disease. British Journal of Psychiatry, 153: 521-531, 1988.
17) Hoch, P. and Polatin, P.：Pseudoneurotic Forms of Schizophrenia. Psychiat. Quart. 23: 248, 1949.
18) 笠原嘉：『精神科医のノート』みすず書房，1978年．
19) 笠原嘉，金子寿子：外来分裂病（仮称）について．藤縄昭編『分裂病の精神病理10』東京大学出版会，1981年．
20) 木村敏：『分裂病の現象学』弘文堂，1975年．
21) 小出浩之：「軽症分裂病」の症状論．臨床精神医学，18: 1193-1197, 1989.
22) Kraepelin, E.：Lehrbuch der Psychiatrie 8 Aufl. A. Abel, Leipzig, 1909-1915.
23) Kranz, H.：Das Thema des Wahns im Wandel der Zeit. Fortsch. Neurol. Psychiat., 23: 58-72, 1955.
24) Lenz, H.：Themenwandel in der Psychopathologie. Wien. z. Nervenheilk. 25: 286-296, 1967.
25) 宮本忠雄，関忠盛：妄想の臨床——精神分裂病の臨床．臨床精神医学，3: 1145-1152, 1974.
26) 宮本忠雄，関忠盛：妄想・幻覚の精神病理——「TV空間」の分析にもとづく比較文化的試論．臨床精神医学，4: 1143-1151, 1975.
27) Morrison, J. R.：Changes in Subtype Diagnosis of Schizophrenia:1920-1966. Am. J. Psychiatry, 131: 6, 674, 1974.
28) 村上靖彦：青年期と精神分裂病——「破瓜型分裂病」をめぐっての一考察．精神医学，19: 1241-1251, 1977.
29) 村上靖彦：自己と他者の病理学——思春期妄想症と分裂病．湯浅修一編『分裂病の精神病理7』東京大学出版会，1978年．
30) 中井久夫，山口直彦：二重人格はなぜありにくいか．高橋俊彦編『分裂病の精神病理15』東京大学出版会，1986年．
31) Pauleikoff, B.：Gestaltwandel der Psychosen. Med. Klin. 53: 1565-1171, 1958.
32) 桜井図南男，白藤美隆，西園昌久他：精神分裂病の時代的変遷．精神医学，6: 369-373, 1964.
33) Schimel, J. L.：Changing Styles in Psychiatric Syndromes: An Introduction. Am. J. Psychiatry, 130: 146, 1973.
34) Schneider, K.：Klinische Psychopathologie. Georg Thieme Verlag, Stuttgart, 1971.
35) 関忠盛：分裂病像の時代的変遷．臨床精神医学，9: 5-13, 1980.
36) Simkó, A.：Die Reflexivilität als struktur-dynamisches Prinzip in einigen Formen der Schizophrenie. Nervenarzt, 33: 312, 1962.

37) Simkó, A. : "Pseudoneurotische Schizophrenien" im Lichte einer strukturellen Psychopathologie. Nervenarzt, 39: 242, 1968.
38) 高橋俊彦：「自分が異常である」と訴える分裂病について．吉松和哉編『分裂病の精神病理 11』東京大学出版会，1982 年．
39) 高橋俊彦：中年後期のパラノイド状態について．飯田真編『分裂病の精神病理 13』東京大学出版会，1984 年．
40) 高橋俊彦：分裂病と「重症」離人症との連続性について――離人症および思考の聴覚化を手懸りとして．高橋俊彦編『分裂病の精神病理 15』東京大学出版会，1968 年．
41) 渡辺央，青木勝，高橋俊彦，大磯英雄，村上靖彦，松本喜和：青年期セネストパチーについて――青年期に好発する異常な確信的体験（第 5 報）．精神医学，21: 1291-1300, 1979.
42) Wyrsch, J. : Über Psychopathologie einfacher Schizophrenien. Mschr. Psychiat. Neurol., 102: 75, 1940.
43) 湯沢千尋：人格欠損体験と回顧体験について――「内省型」の記述現象学的一考察．飯田真編『分裂病の精神病理 13』東京大学出版会，1984 年．（湯沢千尋『内省型の精神病理』金剛出版，1986 年所収）

第八章 「自分が異常である」と訴える統合失調症について

I　はじめに

　病者が「内省傾向」を有するか否かは，病気の経過の中で変わり得るし，医師患者関係のあり方にもよる。しかし「自分の状態が変だということを十分に内省することができ，その状態が長期にわたってこの内省傾向によって特徴づけられて」[2]いる統合失調症者は，割合多く存在する。その中でもここで対象として取り上げるのは，病者が未だ寛解期に至っていない時期[注1]に，少なくとも年余にわたり，一義的に自分をとりまく世界を異常であるとするのではなく「自分が異常である」と訴える病者である。さらにつけ加えるならば，その場合の異常な自分とは，単なる自己の一部を指したり自己のある性質を指しているようにみえる場合でも，問題にするのは自己の存在そのもの，あるいは自己の成立そのものの可能性が危うい自分のことである。
　後に考察するが，これはある意味では「病識」があるといえるかもしれない。
　従来の教科書は，病識がないことを，統合失調症の特徴の一つとして記述しているので，一見病識があるようにみえるこれらの症例は統合失調症と診断されないこともあり，その臨床的位置づけは諸家によって一定しない。そこで今回はそれらの病者の一部を取り上げ，その臨床的特徴を記述し，臨床的位置づけを明確にしつつ，病者の有する「内省性」を検討し，さらに簡単ではあるが，統合失調症という事態に関する若干の言及を試みた。
　対象となった症例は表1のごとく，9例であり，いずれも発病後数年以上経過した例である。

注1）「未だ寛解期に至っていない」という表現は不正確かもしれない。統合失調症には寛解期が必ずあるべきである，という考え方は，臨床家の中でのコンセンサスになっている訳ではないから。

表1 「自分が異常である」と訴える統合失調症

タイプ		Aタイプ（変動型）				Bタイプ（持続型）				
症　例		C	A	E	G	B	D	I	H	F
性		女	女	男	女	男	女	男	男	男
婚		未	未	未	未	未	未	未	未	未
初発年齢		13	15	17	18	16	18	18	19	19
初診年齢		16	15	19	19	16	18	18	19	21
初発よりの経過年数 年:月		5:6	7:0	6:2	4:7	14:7	7:0	9:9	6:7	8:0
入院	回数	2	3	5	1	1	1	0	3	0
入院	延期間 年:月	1:2	1:8	3:9	0:4	2:10	0:6	0	1:2	0
他症状	幻聴	+	+	+	+	+	−	+	+	+
他症状	作為様体験	+	+	+	+	+	+	+	+	+
他症状	独語	+	+	+	+	−	−	+	+	−
他症状	空笑	−	+	+	−	−	−	−	+	−
他症状	家族否認	+	−	+	−	−	−	+	+	−
他症状	身体異常感	−	−	−	+	+	+	+	+	+
他症状	強迫症状	+	+	+	+	+	+	+	+	+
他症状	思考障害	+	+	+	+	+	+	+	+	+
自責感		+	+	+	+	+	+	+	+	−
作業能力		低下	低下	低下	低下	低下	低下	低下	低下	低下
希死念慮		++	+	−	++	++	++	++	−	−

II　文　献

　症例を呈示する前に「内省傾向」のある統合失調症を問題にした文献に簡単に触れておく。

　ヴィルシュ[39]（1940）は，単純型統合失調症13例のうち，自己の状態の変化に悩む内省的統合失調症2例，アンネマリー・Stおよびアンナ・Kを記述している。とくに症例アンナ・Kは，文書の中で自分の体験を「因果的あるいは了解的に推論したり，内的生活史の中にはめこんだりしようとせず，ほとんど学問的とでもいえる仕方で確認し，記述する態度」を有していた。

　コルヌ[5]（1958）は27例の単純型統合失調症の長期予後の研究を行っているが，その中にはやはり2例の内省的な統合失調症者が含まれており，そのう

ちの1例，アンナ・Kはヴィルシュが先に報告した症例と同じものであり，初発後20年の時点では社会的寛解状態であった。さらにコルヌ[6)](1960)は，フェーデルンにしたがっての精神力動的検査を行い，精神療法上転移の果たす役割の乏しさを指摘している。

シムコー[34)](1962)は，統合失調症における内省性を，境界を設定していくメカニズム demarkierender Mechanismus として考えている。これは自我異質的で人格の脈絡を脅かす衝動に対する防衛機制のことである。この視点から彼らが制縛性カタトニーと呼んだ病像と，シュレーダー Schröder, P.[32)]の言語幻覚症 Verbalhalluzinose やヴィルシュ[38)]の統合失調症性幻覚症 Schizophrene Halluzinoze に，その純粋原型をみることができるであろうとした。後二者は同じものとして扱われ，ただ幻覚およびそれによって規定された態度のみが現れる統合失調症であり，患者たちは分別があり，見当識が保たれ，感情に動きがみられ，思考障害，緊張病性運動性症候群，破瓜病性埋没，持続的な妄想観念，人格変化などはみられず，かなりの程度病識を有している（ここでも両者を区別せず，以下略して「幻覚症」とのみ記す）。第三のものとして，神経症的に構造化された諸統合失調症があり，これは単一のものではないと述べている。また彼によれば統合失調症へと移行していく神経症の大多数は決して真の病的発展を示しているのではなくて，ただ形態変化を示しているのみであり，神経症性の現象形態が，特異的な統合失調症性特徴を覆い隠しているのみであった。

さらにシムコー[35)](1968)は，統合失調症の根本を覆い隠す最も頻度の高い二つの仮面性として，体感異常性－心気加工と，強迫力動的体験形式とに注目している。彼は，内省的体験流動は，統合失調症性人格崩壊に対する成功した，あるいは失敗した防衛機構である，と考えている。

ブランケンブルク[2)](1971)もやはり，統合失調症の内省性に注目している。1955年から1976年までの間にフライブルク大学精神神経科に入院した統合失調症者405名のうち，内省性の統合失調症者は23名であった。またこの内省性傾向の率は，破瓜病者において高率であった。彼は統合失調症者における内省的疎外と，非内省的疎外とを次のように対比させている。後者は多くの寡症状性経過をもつ統合失調症者たちの場合で，「自然な」過度の自明性という外観を示し，患者自身は疎外にすっかりすみついていてそれと一体化して内省しないものであり，前者は，体験としてすみずみまで内省された自然な自明性の

喪失といったものである。さらにこの対比は，ハイデッガー Heidegger の存在論を援用した情態性（ベフィントリッヒカイト）と理解（フェアシュテーエン）との対応に関する二つの対極的な可能性としてとらえられ，後者は理解（フェアシュテーエン）が情態性（ベフィントリッヒカイト）の変化によってまきこまれて消失してしまう場合であり，前者は理解が情態性の変化によって動かされることのない場合である，とされている。

わが国では，自己漏洩性分裂病[8,16]，思春期妄想症[36]の重症例等として論じられる症例の一部が内省傾向のある統合失調症といわれ得る。

笠原, 藤縄ら[16]（1972）は，自己漏洩性分裂病について論じている。その特徴は，(1) 思考伝播，思考化声，寝言妄想，独語妄想など自己漏洩症状が中心である。(2) 作為思考，対話性幻聴，思考吹入，その他の影響症状の出現はないか，あっても副次的である。(3) 体感異常がしばしば並存する。(4) 妄想内容は罪責主題と深い関係にあり，(5) 迫害主題は生じない。妄想体系が生じにくい。(6) 人格崩壊傾向はないか，あっても軽度，などである。そしてコンラート Conrad, K.[4] が異常意味顕現 Apophänie を二つに分けて異常意味体験が妄想知覚のようにもっぱら外界に生ずるものと，思考吹入，思考伝播，思考化声などのように内空間に生ずるものとに分けたその後者，すなわち内空間の異常意味顕現をさらに二つの様式に分け，作為体験（幻聴）系列と，思考伝播（思考化声）系列にわけている。もちろん自己漏洩性分裂病はその後者に属する体験が中心である。

さらに藤縄[8]（1972）は，自我漏洩性分裂病の症例を記述し，プレコクス感の欠如，人格崩壊傾向のみられないこと，自己省察を繰り返すことなどから，寡症状といっても安易に破瓜病と言い切れないし，神経症症状の欠如，行動化のないことから境界例ともニュアンスを異にする，としている。

植元ら[36]（1967）によって取り出された思春期妄想症についての概念の拡張は，最初小出ら[21]（1975）によってなされた。まず「他者に不快を与える自己の身体」が身体の一部に集約されず，一見自己の全体的な人格を問題にしているもの，次に「具体的他者の面前のみ関係をもつ」のではなくその範囲が拡散し，極端な場合は，テレビの登場人物に関係づけるものにまで広げ，自己の異常がいかに広範囲，多彩となっても全体的な自己の人格，個性としてではなく，部分的異物，症状として掴まれている，としている。

村上[29,30]（1977, 1978）は，思春期妄想症の重症例を，敏感関係妄想型，自

我漏洩型，自己拡散型の三つに分けた。この中でとくに自己拡散型妄想症の中には「自分には常識がない」「世の中のルールが分からない」といった「自明性」の欠如を訴えるものも含まれ，ブランケンブルク[2]が内省力のある単純型統合失調症と診断したアンネ・ラウも統合失調症というよりむしろこの型に入る，とした。彼は，一般に破瓜型統合失調症と診断されているものに二つの類型があり，一つは思春期妄想症の一特殊型であり，今一つは「非妄想型」統合失調症に属する内因性精神病であるとして両者の比較を性格，病像，他者の現れ方，生活態度，受療態度，経過などの差異について論じている。彼によれば，自己拡散型妄想症では，一般に病感があり，自分を人格的欠陥をもった低格者であるとする自己規定がみられる。この点が自己の問題に無関心で病識を欠く統合失調症とは，対照的であると述べ，病識または病感の有無の違いを重視している。

III 症　例

対象をIのごとく規定した時，合致する症例を二つに分け，病状が短期間に変動するものをAタイプ（変動型）と，長期にわたり変動しにくいものをBタイプ（持続型）とした。その他に自己そのものというよりは自己の身体を異常として持続的に悩むが，結局は自己のあり方全体を悩む統合失調症例（思春期妄想症の重症例といわれるものの一部あるいは自己漏洩性分裂病のかなりの部分はここに含まれる）をCタイプ（またはBタイプの亜型）としてもよいが，今回は自己そのものを問題にする症例に限り，Cタイプは対象から外した。

まずAタイプの症例をあげる。病状が短時間に小刻みに変動し，これが日によってもまた月単位でもみられる。極期には，日常生活のあらゆる局面に自己の複数化または非自己化を体験する症例である。たとえば昏迷状態においては，自己の意志に加えてまた別の自己の意志が現れたり，自己が非自己化したりして動けなくなると説明し，思考面でも，自己の思考の他にまた別の自己の思考が現れたり，その思考が自己のものではないと体験されることもあり，これがさらに進むと幻聴に移行することもある。そして一番の特徴は，そのような現象の生ずる自己を，異常であるから治さなければならないと終始自覚することである。この点，統合失調症の中では独特の位置を占める。

[症例] A

15歳発症の女子。性格は内向的で対人的にやや過敏であるが暗くはない。高校1年4月，皆に悪口を言われているという軽度の関係妄想がみられた。口を閉じたまま呆然と不動の姿勢をとったりして学校を休むことがときどきあったが，どうにか1年は終えた。しかし高校2年の2学期，下校時雨の中でずぶ濡れになって道路に立っていたり，室内でも呆然としている頻度が多くなり，翌年1月（17歳）から半年間T病院に入院した。ところが退院して2カ月ほどで再び昏迷状態や独語がみられるようになり，N病院入院となった。「右へ行け，左へ行け，と声が聞こえてくる」「声ではなくて自分の考えが言葉となって聞こえるだけの時もある」「ある考えがあるのにもう一人の自分の考えが出てきてまとまりがつかなくなる」等，自己の想念と幻聴との間を種々の段階を経ながら動揺する体験を語ったり，「自分の意志で動いているとそのうちに他人の意志で動いていたりして自分と他人との区別がつかない」「そのために動けなくなってしまう」と昏迷状態の時の体験を説明し，これらの体験をもつ自分は病気であるから治したい，と訴えた。また病棟内でも長時間立ちつくしたり，買い物時，売店の前で動かなくなったりし，その状態について後になって「もう一人の自分の考え」または「他人の考え」等複数の意志のため動けなくなると説明した。面接時は，十分疎通性を有するが，時に話の筋にまとまりを欠くことがあり，話が突然とぎれることもあり，軽度の思考の障害を思わせた。また患者自身このことを自覚していた。半年間で退院し，洋裁学校へ通うことになったが，通学途中立ちすくむことがときどきあった。やはり前記の複数の意志のためであり，幻聴のこともあった。21歳の3月から8カ月間N病院に再入院した。最も悪化したほんのわずかの時間を除き，「自分は病気である」という自覚は一貫して存在している。なお前記の自己の複数体験は必ずしも常時存在するとは限らず，病気の性質が際立ったときに顕著になる。

次にBタイプ（持続型）の症例をあげる。Aタイプと異なり症状が小刻みに動くことはなく長年，自己が無になってしまったという体験が続き，その間幻聴が1年半続いた症例である。

[症例] B

 16歳発症の男子。中学時代までは学校の成績もよく活発であったが，高校1年の3学期になり「対人恐怖」がはじまった。Bのいう「対人恐怖」とは，人前にいると他人に見据えられ威圧感を感ずるので怖いということである。きっかけとしては，近視のため剣道部を辞めたことで，他人から「駄目な人間」とみられているような気がしたし，自分でもそう思っていたことをあげる。

 高2の時，学校へ行きづらくなりN精神科を受診し，1，2カ月で「対人恐怖」は薄らいできたので外面的には普通にやれていたが「自分自身に焦点がない」感じで勉強にも集中できなくなり，成績も上位から中位に下がり，自分が「腑抜け」のように感じていた。

 N精神科に通院しながら無事高校を卒業し，M市のK大学に入学した。しかし大学には馴染まず学外のS会という軽音楽愛好会に入り，ギターを始めた。大学3年の頃から音楽で身を立てたいという気持ちが強くなり，大学を1年留年してアルバイトをしながら音楽の練習をした。本当はしかるべき人に師事すべきであると思ったがズルズルと独学で練習する程度になってしまった。

 卒業した年の12月，ようやく就職する気になりA社に入社した。しかしA社は10日で辞め，その後アルバイト程度の勤めはしたが長続きしないうちに断られることが多かった。理由はよく分からなかったが，簡単な仕事が覚えられなかったり，会話していても相手の返答が思わぬ方向に返ってきたりしたので，自分の表現の仕方や，言葉の意味の把握が根本的におかしいのだと思っていた。A社を辞めた頃，一度東京の某有名音楽家Mの門を叩いたが相手にされず戻ってきた。

 27歳の夏，あるジャズ喫茶でギターを弾いたらマスターに「あんたM（前記の音楽家）に勝ったんだぞ」と言われた。それをきっかけに「会話」が始まった。「人の心の流れ」といった方がよい。周囲の人々も，テレビもラジオも，全国津々浦々の人々が「だってあんた勝ったんだぞ」というようになり，自分が非難されているのだと思ったがそれ以上の意味は分からなかった（幻聴）。それと並行して他人の話が途切れ途切れで，その意味が以前にもまして極端に分からなくなった。「統合失調症」ではないかと思うようになった。頭が空っぽで記憶がなくなった。宙をさまよっている感じであった。

 28歳の5月，R病院を受診して6月入院となった。入院前1年間続いてい

た幻聴は入院後半年ぐらいで聞こえなくなったが，次のような自覚的苦痛は繰り返し訴えられた。「記憶がまったくない」「実感が湧かない」「ヨレヨレの廃人になっている」「考えのピントが外れていく」「心が死んでいる」「普通の人ならば何となく通りすぎるごく単純で当たり前のことが自分には分からないし，欠けている」「だから自分の状態を説明する言葉がこの世にないので説明することができない」「感情よりずっと奥深い人間の根本となるところが欠如している」等々。入院後3年を経てやや快方に向かったが，基本的には同じ体験がうっすらと続いている。なお，大学4年の時大量服薬，入院後外泊中にガス，外出中に首つりによる自殺企図をおのおの1回ずつ行っているが，いずれも途中で怖くなり大事には至っていない。

Ⅳ 臨床的特徴

両タイプに共通していえることは，Ⅰで規定したごとく，病者が未だ寛解期に至っていない時期に少なくとも年余にわたり自己を「異常である」と規定していることである。その訴える異常は，世界の変容よりも自分の変容であり，そしてその自分は前記のごとく単なる自己の一部を指しているのではなく，自己の存在そのものを，あるいは自己の成立そのものを問題にしている。

妄想型統合失調症における体験変化の記述をコンラートは，内部空間の構成部分と外部空間の構成部分とに分けたが，われわれの症例は妄想型統合失調症ではないが，内部空間の構成部分に異常体験が強調されている，という特徴をもつ。たとえば，幻聴または類似の体験は大半にみられたが迫害妄想は存在しないか，あるいは存在したとしても副次的で自己の異常を説明するために二次的に案出されたものと解釈され得る種類のものである。その他，強迫症状，軽度の思考障害，自責感等がみられること，希死念慮または自殺企図がときどきみられるが，断固として遂行したものは少ないこと，社会適応は面接場面の印象ほどよくないこと，笠原ら[17]が外来分裂病（仮称）の特徴の一つとして述べている「診察室で整然としている割に家庭内あるいは私生活でかなり乱れた言動」を示すものもあること，発病が10歳代後半が中心であること等があげられる。しかし病者によって訴えられる異常な自己のあり方は，症例によって異なっている面もある。以下その臨床的特徴を述べる。

1．Aタイプ（変動型）について

　簡単にいえば次のような症例である。すなわち，家の中，廊下，プラットホーム等々あらゆる場所で立ちつくしたり，ある動作中にそのまま動かなくなったり，同じ動作を何度も繰り返したり，時には大声を出したり，泣きわめいたりして，一種の緊張病症状を呈するが，しばらく後に話をするときは，普通の会話ができ，しかも人目についた客観症状に符合する内的体験について説明でき，症状が目立つ割には意外に疎通性があるという印象を与える症例である。服装も整っている。

　そして患者にその内的体験を語らせた場合，最も重要な特徴は一口に言って，自己の非同一化あるいは非単一化である。

　1）患者自身によって問題とされる症状

　(1) 自己そのものについて問題とされる中心は，自己の同一性あるいは単一性を確信できないという事態であり，症状が活発であるときは，自己が非自己となったり，自己にまた別の自己が生じたり，そのもう一つの自己が他者となったりする。思考面では，一人で考えているとき，その考えがひとりでにもう一人別の考えになったり，時にはそれが他人の考えであったりする。そしてその考えは自己の統制を離れ自己所属感が薄れ，さらに「ことば」となって「聞こえる」ようになり（幻聴），その聞こえる内容も自分の考えであったり（思考化声）そうでなくなったりする。行動面では，ある行動を起こしている時，その行動とは別の行動を指示する自分が生じて進退がきわまる。それが傍らから見ていると先の「立ちすくみ」になったり「行動の停止」になったりして，一種の昏迷状態を呈する。この昏迷状態は，ときどき言われる「渾身の力で地球を背負っている」といった類の「自己身体の世界化」とでもいうべきものよりは，力のこもり方が弱い。また対人場面では，他人の言葉が自分の気持ちと同じになったり，自分のことばが他人の気持ちと区別できなかったりして，一種の「自他変換現象」[23,注2]がみられるが，これは渡辺ら[37]の「青年期セネストパチー」にみられる「移入体験」に類似する。この「移入体験」とは「病者と対人的世界との間の，圧倒される－抵抗するという生々しい角逐関係の中で充分抵抗できない不全感」のもとで「一瞬他人の気持ちが自分の中に入りこむ」という体

注2）小見山[23]もこの言葉を使用しているが，ここでは，やや意味を違えて使用してある。

験のことである。(2) ものごとの判断に際して自分には「意欲がない，感情がない，思考力がない，心がない」のでこれができない，等の重症離人体験あるいは自己喪失体験も訴えられるが，この訴えは後述するごとくむしろBタイプにおける中心症状となる。(3) 自責感が存在するが，何故に自分を責めなければならないかという点が漠然としていて明確に説明できない。

　以上の体験は，常に訴えられるのではないが，症状が活発な時期には必ず訴えられる。またそのような内的体験は，発病当初から自発的に治療者に語られるのではなく，医師患者関係がある程度続いた後に初めて遡って語られるのであって，医患関係が成立していないときは「昏迷」「緘黙」「拒絶症」等いわゆる客観症状が把握されているのみのことが多い。

　2）その他の症状について

　(1) 被害的関係妄想または念慮は全例に存在する。(2) 両親に対する嫌悪がひどく，時には家族否認妄想を呈する。家族に対する行動化 acting out は境界例におけるそれの現れ方と似ているが，実際は幻覚妄想状態に基づく場合が多い。(3) 対人緊張傾向は全例にみられる。(4) 強迫症状は時に「繰り返し行為」としてみられることがある。(5) 心気的訴えは時にあるがセネストパチー症状はない。(6) 面接場面においては，ことばの間の関連上緊密性を欠き，「連合の弛緩」と思わせることがあるが，そのことは本人に自覚されている。また時に独語もみられる。(7) 作業能力はかなりの程度低下し，持続性はないが，無為，自閉とはいえない。

　3）経　過

　上記症状の強さの程度は絶えず小刻みに動揺している。初発は多くの場合，妄想気分，被害妄想，緘黙，衒奇症などの急性状態がみられ，本人の自己記述に乏しいが，治療を続けているうちにそれらは前記のごとく自己の状態を語るようになる。最も症状が重いときには一次的に「病識」はみられなくなるが，やがて必ず「病識」が戻ってくる。

　病識と言えるかという点については後述する。

　4）その他

　(1) 発病年齢，初発年齢ともに10歳台である。(2) 発病契機としては，友達との気まずい関係があげられることが多い。(3) 家庭環境。個人としての両親にとりたてて言うべき欠陥は見出せなかった。しかしすべての例で患者たち

の幼児期において家庭内での母親の深刻な葛藤が持続して存在していたが，そのことについては今少し症例を積み重ねた上での検討が必要である。(4)性格。特徴づけにくいが，強いていえば敏感性格に近い。しかしその敏感性の程度はさほど強くなく，繊細さもさほどではない。(5)治療関係では，時に依存的になることもあるが，その粘着度は境界例患者ほどではない。その依存性が時にこの種の患者を宗教へと向かわせることがあり，その場合は幻聴の内容も含めて，超越的な言辞がみられ得るが，これはみかけの超越性である。

2．Bタイプ（持続型）について

　外見的には，動作がやや緩慢で，口数も少なく返答も遅い。また表情もやや乏しいが，話す内容は唐突でもなく大きく逸脱することもないので疎通性は意外に保たれているという印象を与える。そのため本人が病的体験を語らなければ，全般的に精彩を欠くといった印象を与える程度のことが多い。しかし時にはその動作緩慢の程度がひどく昏迷に近い状態を呈することもある。作業能力はかなりの程度低下するので，社会適応は少なくとも発病後数年間は不良であることから，その障害の程度は見かけよりはかなり重篤であることがわかる。

　本人に体験を語らせた場合，その中心は自己存在の喪失あるいは空無化であり，患者が求めるのはその喪失した自己の再獲得である。そしてその訴えは面接のたびごと執拗に繰り返され，それが長期にわたって持続する。

　1）患者自身によって訴えられる症状

　自己そのものについて治さなければならないことは，「思考力がない」「心がない」「感情がない」「意欲がない」「普通の人ならば気がつきもしないごく単純なところが自分には欠けている。それは感情よりも奥深いところである」「鏡をじっと見ていても自分がそこにいるという感じがしない」などと訴えられるが，Aタイプのごとき自己の同一性に対する疑念にまでは至らない。「他人の話の意味がわからない」「他人のことばがバラバラに聞こえる」といった自己の周囲についての異常感をも述べるが，それらは自分が問題であると訴える。また動作緩慢で，ひどい時は停止状態になることもあるが，上記の「空無化」のゆえであると説明される。

　2）その他の症状

　(1) 幻聴は存在する場合が多く，そのときは形式的には語りかけるものであ

り，その内容も超越的とならないし，「殺してやる」「獄首にしてやる」といった類いの相手の意志を伝えてくるものではなく「右へ行け」「左へ行け」「死ね」などと，患者の意志に影響を与えるものである点はAタイプと共通しているが，Aタイプほど幻聴の出没が小刻みではなく，幻聴の出現している時期と，出現しない時期とが比較的明確に区別される。(2) 被害的関係妄想はみられるが，副次的なものにしろ迫害妄想は存在しないことが多い。(3) 両親に対する悪感情はAタイプほどには表面化しないが時にはみられる。ただし，両親否認妄想には至らない。(4) 対人緊張傾向はあるがAタイプほどには強くはない。ただし他人との関わりが普通にできないという悩みは深刻である。(5) Aタイプでは目立たない身体感覚異常はみられるが「青年期セネストパチー」ほどにはその部位が限局しなくて「身体全体の位置がずれている」「頭が働かない」といった全体で漠然としたものである。(6) 強迫症状としての確認強迫がみられる。(7) 面接場面では，普通の会話が可能であるが，時に話が完結しないまま黙りこくってしまったり，話のまとまりを欠くことがあり，軽度の「連合弛緩」へとつながる思考障害の存在を疑わせる。(8) 作業能力は低下する。

3）経　過

Aタイプのような小刻みの変動が続くことはなく，症状が変化した場合でもその状態が持続する。

4）その他

(1) 発症年齢，初診年齢はAタイプと同様，ともに10歳台が中心である。(2) 家族環境は顕著な特徴を有しないが，母親の不安が強く個性の強い場合が多い。(3) 性格。一見友達付き合いはいいようにみえるが，深入りせず，絡み合いが少ない。物事に熱中するがその割には淡泊であり，一種の統合失調質（分裂質 schizoid）といえる。(4) 治療場面ではAタイプほど依存性を示さず，したがってAタイプのごとく，その依存性のゆえに宗教へ向かい超越的な内容の病的体験をもつということはない。

V 考　察

1．臨床的位置づけ

ここでは，その患者が問題とする内容が，主として自己の異変か，世界の異変か，それが一定しないかによって，三つの方向を分類の原理としたい。それ

第八章 「自分が異常である」と訴える統合失調症について　133

問題にされる対象 \ 臨床レベル	統合失調症に隣接する領域	統合失調症	
世　界	パラノイア 30歳台の妄想幻覚精神病 敏感関係妄想	妄想型統合失調症	
自　己	言語性幻覚症	Aタイプ	「自分が異常である」と訴える統合失調症
	内因性若年無力性不全症候群	Bタイプ	
	青年期セネストパチー		
	思春期妄想症 重症対人恐怖症	自我漏洩性分裂病 Cタイプ	
	異形恐怖		
一定せず	偽神経性統合失調症		
	境界例（アメリカ）	破瓜型統合失調症	

図1　「自分が異常である」と訴える統合失調症およびその周辺

に従ってすでに記述されている臨床単位を配列し，その中でのわれわれの症例の占める位置を図1に示した。当然われわれの症例は自己の異変を陳述する方向性を有する群の中に入る。これら三つの方向性は臨床的整理のための便宜上のことであって，それが互いに根本的に異なることを示すものではない。
　次に近縁の諸症例との比較を試みる。
　Aタイプは，幻聴，昏迷状態，思考障害，独語，独笑などの存在，社会適応力の低下などから統合失調症といえる。そして従来の亜型分類でいえば，一貫した妄想が存在する訳ではないので，妄想型とはいえず，感情の鈍麻，無為自閉傾向も顕著でない点，破瓜病ともいえないが，昏迷状態，病状の変動がみられ疎通性も保たれている点で緊張型統合失調症ということは可能である。ただしそれにしてはシューブと寛解期との区別において明確さを欠き，昏迷状態においてもその程度は軽いし，典型的ではなく，さらにこれに思考障害が認められること，社会適応がかなり悪いことに注目すれば，破瓜型の要素も加わっている。しかし，われわれの症例は自己の異変を病的であるとする自覚が常に存在し，これが言語化され得る点および人格崩壊に至りにくい点等，一種独特である。またシュレーダー[32]あるいはヴィルシュ[38]の「幻覚症」に比べると緊張病性昏迷がみられ，思考障害もやや目立つ。

Bタイプは，村上[29]のいう自己拡散型妄想症に境を接しながら連続している。さらに自己の異常を持続的に悩むという点で原義の思春期妄想症[36]あるいは重症対人恐怖症[16]へと系統的にはつながっている。自己拡散型妄想症は，「普通ということが分からない」「常識が分からない」「自分の本心というものが分からない」等と訴え，一口でいうと，「自分がわからない」ということである。すなわち自己の不確実感または不全感である。これに対してわれわれの症例においてはもちろんそのような訴えもあるが，その上に「心がない」「感情がない」「意識がない」「感情よりも奥深いものがない」のであり，すなわち自己の存在の証がないのであり，自己の存在そのものに対する疑義である。人間存在の障害に深さの程度があるとすれば，この点われわれの症例の方が一段と深いところに根ざした障害である。なお，ブランケンブルク[2]の記述した症例アンネ・ラウもわれわれのBタイプの症例に入るか近いところに位置するものと思われるが，幻聴，作為体験その他統合失調症の陽性症状といわれる症状がない点，自己拡散型妄想症との鑑別がわれわれの症例よりも難しくなっている。そこでいわれている「自明性の喪失」体験を，「自己性の喪失」体験と置き換えれば，その体験を訴える患者は，統合失調症例に限らず非統合失調症例にもしばしばみられるが，統合失調症性の場合を「自己喪失」体験，非統合失調症性の場合を「自己不全」体験とした場合，両者の違いは統合失調症と境界例との本質的差異というより，人格の全体的，深層的喪失体験から，より部分的，表層的喪失体験（すなわち不全体験）へと連続する一つのスペクトルとみることもできる。診断的には，他の症状，経過，病前性格その他を含めた多角的な検討が必要である。発病後10年余で初めて幻聴が出現した症例（B）が存在するという事実を考えるとき，「自己性の喪失」が深いものは長い経過の間には幻聴を伴うことが多いのではないかという推測も可能である。

　またBタイプでは，体感異常を伴うものがあり，グラッツェルら[10]の内因性若年無力性不全症候群（以下「不全症候群」と略す），渡辺ら[37]の青年期セネストパチー等との比較が必要である。前述したごとく青年期セネストパチーの体感異常は身体的部位が限局的であり，その体感にも「緊張」と「弛緩」という動きがある。そしてその身体部位と密接に結びついた精神的「不全感」が訴えられる。一方われわれの症例は体感異常がある場合でも，その部位が限局せず「緊張」と「弛緩」という運動もない。また精神的「不全感」というより

も自己の存在そのものの成立にまで関わる「自己喪失感」、あるいは「自己の非存在感」である。グラッツェルらの「不全症候群」は青年期セネストパチーと酷似しているが、思考障害のあり方はより統合失調症的であり、その点についていえばむしろわれわれの症例のそれと共通している。すなわち、「思考遂行の障害、決定する意図の障害」[10]が存在し、「不明瞭な目的のポイントを押さえていない思考への傾向」が存し、「文章を秩序立てることができない」が他方では「一つの言葉、個々の文章にこだわる」[10]傾向が存在する。その程度はわれわれの症例の方が軽度であるような印象を受けるが、それはむしろ思考障害に対して敏感さを欠く筆者と、ドイツ人の研究者との差異に目を向けるべきかもしれない。なお「不全症候群」は幻聴の存在が記述されていない点、離人症状は記述されているが「自己喪失」体験は記述されていない点等から、われわれの症例ほど統合失調症性が明確でない、といえる。これらをまとめていえば、「日本人的独自性を持つ境界例」(笠原)[18]と、それに比して自覚的自己充実体験の障害の程度がさらに重篤であるために統合失調症と診断され得る症例との間には、種々に区別される臨床単位が横たわってはいるが、おのおのが深淵によって隔てられるのではなくて、自己不全体験から、自己喪失体験に向けて段階を形成しながら一種のスペクトルを形成し、つながっている、といえる。

　これらの「自己拡散型妄想症」「青年期セネストパチー」「不全症候群」、われわれの症例等は個々に臨床単位をなしており、それらは互いに他と異なる固有のものであると筆者は考える。それらは木村[20]によれば、統合失調症者に最も極端に示されるアンテ・フェストゥムという同じ存在構造の上に配列された症状の違いにすぎないということになろうが、ここではそれより細分化した臨床的位置づけを重視している。一方「自己拡散型妄想症」[29]を中心とする「日本人的独自性を持つ境界例」の重症例と統合失調症とを臨床的に区別するにとどまらず、その間はどこまでも互いに移行しない本質的差異があるとする小出[22]の見解とも異なり、存在構造といったごとく臨床単位を超越するほどの深みまでは行かなくとも、臨床症状レベルよりはやや深く下がった病像を現出させる基礎構造という程度のレベルでも共通部分があると考える。両者は、それが部分的か全体的かあるいは表層的か深層的かの違いはあるが、「自己不全－自己喪失」という同じ系列の体験を産出する基盤をもつという意味である。

2.「病識」または「内省性」について

　ここで問題としている対象は「病識」を有する統合失調症ともいえるが，病識を有する統合失調症は他にもあるし，われわれの症例が必ずしも病識をもつとはいえないという見解が十分あり得る。

　病識の概念は各研究者によって異なっている。クレペリン[24]にとっては「経過した疾患を病的なものとみる」ことが病識であり，ヤスパース[13]は，患者の体験に対する「正しい」構えの理想的なものを「病識」として「疾病症状を全部，あるいは病全体として，種類も重さも正しく判断されるならば病識，病である感じ，変化したという感じの出現を疾病意識」としている。しかし阿部[1]も指摘しているように，ヤスパースのように規定された意味での病識をもった症例はほとんど見あたらないので，彼の規定は実際的ではない。梶谷[14]は，病識を病態に対する全人格的な構えと規定した。またシュルテ Schulte, W.[33]は，病識は深い人格 Tiefenperson の事柄であり，（単なる）わかること Begreifen というよりも心から動かされること Ergriffensein であるとしている。石川[12]は「病識」が「ある」「残っている」「出た」という場合，多くの場合は別のことを意味して，端的にある症状ないしは徴候を示していることがある，と指摘している。今道[11]は「病める人間が自己自身において病をどのようにとらえ，真に体験とし，未来へ向かっていかに病にポジテイブな価値をもたせようとしているか，という構えである」と定義している。またマイヤー＝グロス[26]は，病識という見方よりも急性精神病後に患者がとる態度 Stellungnahme に注目し，それが病的体験そのものによって影響を受け，五つの後作用形 Nachwirkungsform に分類されるとした。すなわち一，絶望，二，「新しい生」，三，排除，四，回心，五，融合（五つとも阿部[1]の訳語をあてておく）である。

　以上のごとく病識の概念が統一されにくいのは，病識という事柄が複雑な諸条件を含んだ人物全体に関わる問題だからである。われわれの症例は，ヤスパースや今道に従えば病識があるとはいえず，ヤスパースの意味ならば，疾病意識をもつという程度であり，石川によれば「病識」はむしろ端的に症状を示していることになる。また前記マイヤー＝グロスの五つの後作用形の中から選ぶならば「絶望」に近い。また「自己の異常性を漠然としてはいても感じとることができる」という意味で病感という言葉を使用した藤田[9]に倣えば，われわれの症例は「自己の異常性を漠然としてはいても感じとることができる」点は

病感があるといえ,「その異常を言語的に叙述することができる」ということ注目すれば, やや病識に近づくことになる。

ところで統合失調症に病識が欠如していることを強調した論文には大きく分けると二通りの考え方があり, 一つは精神病, とくに統合失調症においては一次的にしろ人格機能の中核部分が解体するために現実体験能力あるいは現実把握能力が欠落しているという前提をもつものである。これとは別に土居[7]やシュルテ[33]のごとく病識欠如は, 自分の存在価値を危うくする体験に対する患者の抵抗, すなわち一種の自己防衛的意味をもつことを指摘する人々もいる。また梶谷[15]は, 病識欠如を後者のような抵抗現象として一元的にとらえることも, 器質的過程による機能障害として説明することもできないと述べている。

それらにわれわれの症例を考えあわせると統合失調症の病識欠如のあり方を論ずる場合, 次の三つの場合を考えると整理しやすいと思われる。第一は病をそれとして体験する能力がない場合であり, 人格解体が進んだといわれる状態もここに入る。第二は, 病識欠如という態度をとることにより自己を護る場合であり, 第三は, われわれの論じている症例もここに入るのであるが, 病をそれとして体験できないほどの人格解体は起こっておらず, さりとてその病による苦痛を和らげる手だてをもつほどに確固たる防衛を形成せず, 病に対してなす術もなくそのまま自己の問題として体験する場合である。その場合一見病意識が存在するようにみえるが, 病に対して自己の関わり方を確立している訳ではなく本来の意味での病識としては不完全であるので, 病識というのならば括弧を付すべきであろう。これら三つの場合は同一症例においても時期によって交代し得る。統合失調症の内省性が論じられるのは第三の状態が長期にわたった場合である。

統合失調症の内省性についてシムコー[34,35]は, 先述したごとく, 自我異質的で人格の脈絡を脅かす衝動に対する防衛であり, それを限界設定機制と呼んでいる。その内省的限界設定は, 自我自己関係における対立を意味しており, この対立は「幻覚症」[32,38]の型においては「記録していく自己観察」であり, 制縛性緊張病の場合は「能動的自己制御」であるとしている。この幻覚症者と制縛性緊張病者とは, シムコーによれば対極的なものであり, 両者の限界設定機制が同一患者に起こることは稀であるとしているが, 筆者の臨床的経験ではむしろ純粋に一方のみを示す患者は統合失調症と診断がつく場合ではみられな

かった。われわれの症例のAタイプにおいては、同一患者に両方の症状がみられることが臨床的には目立った特徴でさえある。

なお、病者の病への関わりを問題にするという意味で、たとえばブランケンブルク[3]が考察したような「苦しみの圧力 Leidensdruck」（「苦悩の重圧」と訳されることが多い）という力動的な概念の見当は、今後さらに入念な考察を試みる機会に必要となるかもしれない。

ここでわれわれの症例に目を止め、その「内省性」を検討する。

主としてAタイプにおいて、患者が「考えている自分が気づいてみると自分ではなく他人である」「行動している主体が自分だと思っていたら別の行動を指示するもう一人の自分が現れて行動できなくなる」等と訴えている時、患者によって体験されている自己はどのようなものかといえば、体験している自己の座をもう一人の別の自己が占めたりするといったごとく、不安定でとらえどころがない自己である。このような状態にある自己をひとまず渾然的自己、この際起こっている現象を自己の渾然化としておく。体験する自己と体験される自己との間および体験される自己同士が渾然として区別し難いことを示している。

この「体験される自己」と「体験する自己」という呼び方は自己の二元性を強調するようにとられ得るので適当でないかもしれないが、その規定については後に今少し正確にする。

主としてBタイプの患者が「自分には心がない」「感情がない」「芯がない」等と訴えている時、患者によって体験されている自己はどのようなものかといえば、体験している自己と隔たっており、疎遠であり、とらえようとしても核心が抜け落ち、空である自己である。あるいは自己を空洞としてとらえている、といえるかもしれない。そして、この事情は持続的で変化しにくい。このように体験される自己を疎隔的自己、この際起こっている現象を自己の疎隔化としておく。この場合、体験される自己と体験する自己との関係が疎隔であるという意味である。この疎隔的自己が体験される場合、「見たり聞いたりすることすべてに実感が湧かない」「他人の表面的な言葉は聞こえるが、中身がバラバラに聞こえる」等と他者およびそれを含めた対象世界の疎隔化も同時に体験さ

第八章 「自分が異常である」と訴える統合失調症について　139

れている。この対象世界の疎隔化と自己の疎隔化とは患者によって区別されずに語られているごとく，同一の現象である。体験する自己によって体験される自己が疎隔的自己である場合，体験される対象世界は疎隔的対象である。あるいはむしろ，自己の関わりを呼び起こしてくる側としての対象世界が疎隔的世界として体験されるとき，自己は疎隔的自己として体験される，といった方がよいかもしれない。

　これに対応させていうならば，前記の自己の渾然化の場合は，自己の側から世界に関わらんとするに際し，対象世界と自己とが渾然として区別されないと体験されるときに，関わっていく自己と体験される自己とが渾然として分節され難いと体験されるということになる。

　これまでのような体験する自己，体験される自己という言い方は，両者があたかも相互に外的な二つの切り離されたものであるごとき印象を与え，その内的関連が問題にされていない。その内的関連をみるために木村[19]，メルロ＝ポンテイ[27, 28]，西田[31]らの知見に示唆を受けつつ，次のように考えた。すなわち，

　体験する自己とは，自己をその都度自己たらしめること（こと的自己，とする）であり，体験される自己とは，そのことによって自己たらしめられるもの（もの的自己，とする）である[19, 注3]。そしてそのことも自己全体となり新たな自己たらしめることによって，自己たらしめられるものとなり得る。すなわちこと的自己は，自己の成立と同時に常にすでに次のこと的自己に統合されて，もの的自己になり得るのである。（第九章図1参照）このように，こと的自己は，もの的自己に支えられており，従って絶対的主体ではあり得ず，あらゆる拘束から解放された「透明な意識」でもなく，もの的自己に「ある錘を与えられながら固有の惰性を有して」いる。すなわち，こと的自己は新たなこと的自己に統合されることにより，もの的自己になりきる以前にもすでにその自由を拘束されているものである。

注3）自己の「こと」と「もの」を区別することについては，木村[19]に倣ったが，その意味するところはまったく異なる．

「意識の生活のさまざまのエピソードは自由に利用できるような記憶とか,無害な対象とかの地位に引き下げられる以前に,その固有の惰性によって意識の自由を拘束し,世界についての知覚を狭め,行動に常同性を課すことができるが,それと同時にわれわれは自分の階級や環境を考える以前に,すでにその階級やその環境なのである」(メルロ゠ポンテイ[27])。その究極的方向は異なるが,西田[31]も類似の考えを述べている。「後の意識より前の意識をみたとき,自己を対象としてみることができるように思うが,其実はこの自己とは真の自己ではなく,真の自己は現在の観察者すなわち統一者である。此時は前の統一はすでにひとたび完結し,次ぎの統一の材料として此中に包含せられたものと考えねばならぬ」。

このような前提のもとで,先のAタイプにおける自己の渾然化を今一度みてみよう。「行動している主体が自分だと思っていたら別の行動を指示するもう一人の自分が現れて行動できなくなる」。この場合,体験する自己と体験される自己とが分節され難い状態ではあるが,その体験する自己は,厳密にはその状態を悩んでいる自己にとっては,体験される自己であることになり,ここでもやはり体験される自己と体験する自己との関係は,二元性を形成しており,交わり難く疎隔的であるといえ,自己の渾然化はその疎隔化の一変形であるともとれる。

このように,渾然化と疎隔化との一見異なった二つの現象は,自己がこと的自己ともの的自己とに分解し,あるいは二元化し,前者が後者を観察しているのであり,統合しているのではない,ということにおいて共通している。この自己の分解あるいは二元化においては,こと的自己がもの的自己に支えられることもなくもの的自己を観察するのでその観察すること的自己は,もの的自己からの現実的内実の供給が得られず欠如を体験する。そしてその体験が欠如感または喪失感としてわれわれに訴えられるとき,われわれにはその病者が「内省傾向」をもつと思われるのである。ヴィルシュの症例アンナが「支えがない」と訴えたのはこの喪失感のことである。

そのような考え方を通してわれわれの症例に隣接している二病態,内省力をもたない統合失調症および思春期妄想症または重症対人恐怖症を考えてみる

が，以下述べることの妥当性の検討は今後の問題である。

　ところで上記の自己の分解，二元化という事態は，本人にとっては耐え難い苦しみである。そこでそれを言語化することによってその苦しみをそれ以上のものにしないという一種の防衛機制を働かせているが，その防衛はあまり完成された防衛ではないので，結局は以下のごとき別の態度の取り方へと移りやすい。第一は自己の乖離である。統合失調症が「内省傾向」をもたないという場合のことである。それはこと的自己がもの的自己を意味あらしめることをやめ，無関心となった場合である。この場合，論理的にはこと的自己は消滅し，もの的自己のみが物体と同様に即自的に存在するのみということになるが，人間が人間であることをやめない限りは，こと的自己が無になることはあり得ず，もの的自己からの現実性供給を断たれた，浮遊すること的自己となって存在し，この浮遊する自己と，意味を与えられることのなくなったもの的自己が並立することになる。前者が現実そのものと一体になり，現実を容認したりそれに抵抗したりすることなく，ただそこにいるのみとなり自閉的といわれるあり方そのものとなる。第二は，自己の実体化である。多くは身体化という形をとる，思春期妄想症，重症対人恐怖症といわれる病態の場合はこれに入る。もの的自己は，そのもの性を確固たるものとすることにより，〈にせ自己[25]〉となり，それを観察すること的自己は〈真の〉自己とされることと引き換えにその内実を失う。こと的自己は，もの的自己に無関心になるのではなく逆にこだわる。このこだわることと，自己が超越的世界へと抜け出し難いがひとたび抜け出した場合はかえってその拠って立つ基盤から全面的に崩れることになり，自己そのものが全面的に改変されてしまいやすいことは関連性があると思われる。なお，その場合の一時的に自己が全面的に改変されるまでに至る症例は，第十章に記したＣタイプ（またはＢタイプの亜型）に属するものである。

Ⅵ　おわりに

1. 「自分が異常である」と訴える統合失調症のうち，自己の存在そのもの，あるいは自己の成立そのものを問題にする「内省的」症例9例を対象とし，その臨床的位置づけ，および「内省性」について検討した。
2. 臨床的位置づけ。症状の変化しやすいＡタイプ（変動型）は，シムコーが対局においた言語性幻覚症と，制縛性緊張病との両者の症状を兼ね備えた

ものであり，従来の亜型のうちでは「破瓜-緊張病」ともいえるが，それよりも人格が保たれていて軽症である．許されるならば軽症緊張病 mild catatonia という表現が状態像からは相応しい．比較的病状が持続するBタイプ（持続型）は，思春期妄想症の重症例として論じられている症例，自我漏洩性分裂病等の一部と重なり，内因性若年無力性不全症候群，青年期セネストパチー（渡辺ら）と境を接している．
3．われわれの症例の内省性は，自己が，体験する自己（こと的自己）と体験される自己（もの的自己）とに分解（二元化）されているところに病理があり，もの的自己の支えを失ったこと的自己が，現実的内実の供給欠如を体験したとき，その体験が欠如感または喪失感として言語化されたものである．（ここでは「自己」に焦点を当てて論述した．他者との関連については第九章のⅣで論じた．）
4．今回対象から外した自我漏洩性分裂病と重なるCタイプについての検討は残された課題である．

文　献

1) 阿部忠夫：精神分裂病者急性期経過後の静態期における病に対する態度について．お茶の水医誌, 8: 413, 1960.
2) ブランケンブルク：『自明性の喪失』（木村敏，岡本進，島弘嗣訳）みすず書房, 1976 年.
3) Blankenburg, W.: Der "Leidensdruck" des Patienten in seiner Bedeutung für Psychotherapie und Psychopathologie. Nervenarzt, 52: 653, 1981.
4) Conrad, K.: Die beginnende Schizophrenie. Georg Thieme, Stuttgart, 1958.（吉永五郎訳『精神分裂病』医学書院, 1973 年）
5) Cornu, F.: Katamnestische Erhebungen über den Verlauf einfacher Schizophrenien. Psychiat. Neurol. (Basel), 135: 129, 1958.
6) Cornu, F.: Psychodynamische und pharmakotherapeutische Aspekte bei einfachen Schizophrenien. Psychiat. Neurol. (Basel), 130: 24, 1960.
7) 土居健郎：『精神療法と精神分析』金子書房, 1961 年.
8) 藤縄昭：自我漏洩症状群について．土居健郎編『分裂病の精神病理1』東京大学出版会, 1972.
9) 藤田聞吉：入院分裂病者の他患者との人間関係による病識発現について．精神医学, 7: 407, 1965.
10) Glatzel, J. und Huber, G.: Zur Phänomenologie eines Typus endogener juvenil-asthenischer Versagenssyndrome. Psuchiat. Clun., 1: 15, 1965.
11) 今道裕之：定型および非定型分裂病者の病に対する構えについて．精神医学, 8: 31,

1966.
12) 石川清：精神分裂病と神経症の病識について．精神医学, 5: 105, 1963.
13) ヤスペルス：『精神病理学総論中巻』（内村祐之，西丸四方，島崎敏樹，岡田敬蔵訳）岩波書店，1955 年.
14) 梶谷哲男：精神分裂病の病識欠如について（その1）――その非特異的要因についての考察．精神医学, 5: 871, 1963.
15) 梶谷哲男：精神分裂病の病識欠如について（その2）――その特異的要因についての考察．精神医学, 5: 981, 1963.
16) 笠原嘉，藤縄昭，関口英雄，松本雅彦：『正視恐怖・体臭恐怖』医学書院，1972 年.
17) 笠原嘉，金子寿子「外来分裂病（仮称）について」藤縄昭編『分裂病の精神病理 10』東京大学出版会，1978 年.
18) 笠原嘉，原健夫：概念について．現代精神医学体系 12『境界例・非定型精神病』，中山書店，1981 年.
19) 木村敏：『自覚の精神病理』紀伊國屋新書 C -27, 紀伊國屋書店，1970 年.
20) 木村敏：「分裂病の時間論」笠原嘉編『分裂病の精神病理 5』東京大学出版会，1976 年.
21) 小出浩之，石川昭雄，大磯英雄，酒井克允，村上靖彦：青年期に好発する異常な確信的体験（第3報）――分裂病類似病態を呈する重症例について．精神医学, 17: 155, 1975.
22) 小出浩之：分裂病ならびに思春期妄想症者にとっての思春期――対象自己と内的自己．臨床精神病理, 1: 143, 1980.
23) 小見山実：分裂病における「自他変換」現象について．笠原嘉編『分裂病の精神病理 5』東京大学出版会，1976 年.
24) Kraepelin, E.：Lehrbuch der Psychiatrie.8 Aufl., Leipzig, 1910.
25) レイン：『引き裂かれた自己』（阪本健二，志貴春彦，笠原嘉訳）みすず書房，1971 年.
26) Mayer-Gross, W.：Über die Stellungnahme zur abgelaufenen akuten Psychose. Zeitschr., f. d. ges. Neur. u. Psych., 60: 160, 1920.
27) メルロ＝ポンテイ：『行動の構造』（滝浦静雄，木田元訳）みすず書房，1964 年.
28) メルロ＝ポンテイ：『知覚の現象学2』（竹内芳郎，木田元，宮本忠雄訳）みすず書房，1974 年.
29) 村上靖彦：青年期と精神分裂病――「破瓜型分裂病」をめぐっての一考察．精神医学, 19: 1241-1251, 1977.
30) 村上靖彦：自己と他者の病理学――思春期妄想症と分裂病．湯浅修一編『分裂病の精神病理 7』東京大学出版会，1978 年.
31) 西田幾多郎：『善の研究』岩波書店，1950 年.
32) Schröder, P.：Das Halluzinieren. Zeitchr. Neurol. Psychiat., 101: 599, 1926.
33) Schulte, W.：Zum Problem der Krankheitsuneinsichtigkeit bei Psychosen. Nervenarzt, 29: 501, 1959.
34) Simkó, A.：Die Reflexivität als strukturdynamisches Prinzip in einigen Formen der Schizophrenie. Nervenarzt, 33: 312, 1962.
35) Simkó, A.："Pseudoneurotische Schizophrenien" im Lichte einer strukturellen

Psychopathogie. Nervenarzt, 39: 242, 1968.
36) 植元行男, 村上靖彦, 藤田早苗, 小笠原俊夫, 鈴木恒裕, 青木勝, 土川隆史, 大磯英雄: 思春期における異常な確信的体験について(その1). 児童精神医学とその近接領域, 8: 155, 1967.
37) 渡辺央, 青木勝, 高橋俊彦, 大磯英雄, 村上靖彦, 松本喜和:「青年期セネストパチー」について, 精神医学, 21: 1291, 1979.
38) Wyrsch, J.: Über schizophrene Halluzinosen Allg. z. Psychiat., 107: 231, 1938.
39) Wyrsch, J.: Über die Psychopatholgie einfacher Schizohrenien. Mschr. Psychiat. Neurol., 102: 75, 1940.

第九章　統合失調症と「重症」離人症との連続性について
　　──離人症状及び思考の聴覚化を手懸かりとして

I　はじめに

　クレペリンの早発性痴呆を土台としてブロイラーによって作り上げられた統合失調症概念は、その範囲があまりに広がり過ぎたために各方面からの批判があり、それを縮小しようとしたり、統合失調症の中の亜型分類を確立しようという試みがいろいろ行われて来た。古くから論じられてきたパラフレニー問題も非定型精神病や境界例の研究の一部もその流れにそっている。最近まとめられたDSM‐Ⅲ[1)]における統合失調症の診断基準も、ある方向では統合失調症概念を広くしている面もあるが狭くしている面があり、それに対して、統合失調症の中核と目されることもある単純型統合失調症または破瓜型統合失調症の一部が、統合失調症から除外されてしまうという批判も生じ、ここにも統合失調症の概念規定の難しさを垣間見ることができる。同様のことが境界例についても言われ、健常者に近い例から統合失調症と診断されても不思議のない症例まで、広い範囲に境界例という言葉が使用されている。本稿では、離人症状を主症状として、統合失調症と境界例（DSM‐Ⅲでいう「統合失調型パーソナリティ障害」などをも含む統合失調症に近いところに位置する境界例）との境界あたりに位置づけられる症例を取り上げ、それらの症例における離人症や思考障害を統合失調症との関連で考察したい。
　というのは、離人症には統合失調症的事態が比較的純粋に現れている場合があると考えられるからである。ドイツと日本では比較的有名なブランケンブルク[2)]のいう「自明性の喪失」も、広い意味での離人症体験といえる。彼の如く統合失調症に「超越論的次元」と「経験的次元」との関係の障害を想定すると、他の類縁の病態は「経験的次元」の障害である、というように二者択一的になりかねない。その理論を支持する臨床家の間でも具体的な症例の検討となると、

同一症例においても「超越論的次元」と「経験的次元」との関係に障害がある，という意見と，それがないという意見とに分かれ，双方ともに決め手を欠くという可能性が生じ，個々の臨床家の恣意的判断をあまりにも許しすぎて，臨床診断的価値はさほど期待できない。「自明性の喪失」論を活かすとすれば，具体的症例における認識の共通性を与えるべき「実用編」が必要である。それがないと，元来直観を拠り所とすることが大きい精神科診断を，さらに直観中心主義に基づく権威主義に導く危険を伴っている。実際の症例は，「超越論的次元」の障害と「経験的次元」の障害といったように截然と分けられるものではなく，その間は連続していて入り組んでいる。

ブランケンブルクは，症例アンネ・ラウにおける離人症の存在を否定している。しかし見方を変えれば，彼が「自明性の喪失」であると判断する根拠となったアンネ・ラウの「……動作とか人間らしさとか対人関係とか，そこにはすべてルールがあって，誰でもそれを守っているのです。でも私にはそのルールがまだはっきりわからないのです。私には基本が欠けていたのです」「……だから私にはぴったりこないことがたくさんあるのです」という訴えは，そのこと自体離人症状であるとみることもできる。

離人症状の現れの程度は，「自明性の喪失」といわれるほど深いレベルの障害の段階から，「食べ物の味が何となくぴったり来ない」といった程度の軽度の離人症に至るまで，さまざまである。筆者の見当では，症例アンネ・ラウはかなり深いレベルの障害の離人症状態にあったが，ブランケンブルクの記述に頼る限りは統合失調症にまで至っているという確認が未だできていない所に位置する。その点に限れば，村上[13]や内沼[19]の見方に賛成である。ただし，ブランケンブルクが「病的体験を見逃している」という小出[10]の見解が正しいとすれば，アンネ・ラウは統合失調症であったことになる。他方ブランケンブルクの記述のみでもアンネ・ラウは統合失調症と診断すべきである，という見解も多い。この点でも超越論的次元をもち出してのブランケンブルクの理論は臨床的，とくに臨床診断的には議論の余地がおおいにあることが分かる。現在の統合失調症研究においては，記述現象学は未だ隔靴掻痒の感があり，本質には届いていないし，基礎障害に関する研究においては共通の臨床診断を規定するまでに至っていない。本質論と記述現象学との架け橋となる研究が現在の統合失調症研究では最も手薄である。本稿は未熟に終わってはいるが，意図とし

てはそれを目指したものである。

II 今回問題にする症例における離人症状の特殊性

離人症状については，これを諸疾患にみられる非特異的症状であるとする見方もあるが，離人症を臨床単位とみようとする考え方もある。また一口に離人症といっても，症例によりその質はさまざまである。この辺の整理は，清水[16]，木村[8]の論文に詳しい。

フェーデルン[3]は自我意識・自己所属感の障害としての離人体験と，外界および内界についての現実感喪失としての疎隔体験とを区別しており，離人体験では自我の統一の機能がそこなわれているのに対して疎隔体験では自我境界の機能がそこなわれていると考えた。

一方マイヤー[12]は外界の疎隔感 Derealisation と自我の喪失感 Depersonalisation とは本質上同一のものであり，感情喪失感と感覚知覚の障害とはこの両者を結びつけるものであると考えた。ただし，彼によれば両者とも統合失調症とは区別されるものである。

今回扱うのは，仮にフェーデルンに従えばまさしく離人体験の方である。疎隔体験と区別した離人症をより重症であると考えた場合，ここで論ずるのはいわば「重症」の離人症の状態を呈する症例である。その「重症」の離人症状の特徴をあげるとすれば，その第一は，嗅覚喪失，味覚喪失などといったその人物の部分的感覚をいうのではなく，その人物全体に関わる事柄の変化をいうことにある。

第二の特徴は，離人症状は一種の弛緩へと向かう状態を基盤として発生する症状であるということである。ある緊張状態が続いた後，その緊張が続けられなくなったときに離人症状態に陥ったり，逆に離人症状態にある患者が何らかの身構えを企てたとき，幻聴その他の病的状態に移行したりすることは臨床場面でよく経験することであるが，それらのことは離人症状がどちらかといえば弛緩指向症状であることを物語っている。

患者の訴えがいかに緊張に満ちているようにみえても，重症の離人症状で悩むときは，すでに緊張の峠を越えた時点にあり，緊張を維持できなくなったときの苦悩であるように思われる。ただし，まったく緊張がなくなった極端な弛緩状態の場合は，離人症状は成立し得ない。

第三に離人症状態はある種の欠落感を伴う，症状としては単調な状態であるということである。症状の彩りが乏しいので，いわば無色透明の状態といってもよい。離人症は，ある種の構造の崩れの結果を示すものと考えられたり，自己の消耗を防衛している状態と考えられたりしているが，前者の場合でもその最も初期の状態であり，その崩れに対して未だ修復反応が十分に働いていない状態であろうし，後者の見方に立っても防衛による加工または修飾が複雑になっていない状態といえ，いずれにしてもある欠落と直接的に関連のある比較的純粋な状態に近いといえる。

　以上のような自己の全体的，弛緩的，欠落的病態を呈するほどの症例は，自己の成立そのものが危うくなっているのではないかと考えられる。

　渡辺ら[21]の「青年期セネストパチー」においては，普通離人症状と言われている疎隔感や非現実感とは違って〈統制不全感〉と呼ぶべき体験が中心を占めている。筆者がここで問題にする病態は，この統制不全感とうよりはさらに一歩進行した全体的，弛緩指向的，欠落的な病態である。

III　症　例

　ここにあげる症例は，三例とも統合失調症と診断され得る症例であり，事実，複数の精神科医から統合失調症の診断を受けている。しかし，われわれの研究グループの討論では，診断については意見が分かれ，三例とも統合失調症ではないという意見も少なくなかった例である。筆者はこれらの症例が，重症離人状態を呈する境界例と統合失調症との「境界」あたりに位置するものと現在のところは考えている。広義の境界例とみればかなりの重症の部類に属するし，統合失調症であると見立ててもその入口にある例である。まず一般には統合失調症と診断され得るが，筆者は統合失調症とは区別して考えている例を提示する。

　[症例]　A　女子
　初診時家業手伝い。19歳の2月，「脇が突っ張る」「頭がボーとしている」「環境の中に溶け込めない」などと訴えてわれわれの病院を訪れた。

　高校を卒業して事務員として働いたが，18歳の9月，上司に「物忘れがひどい，ときどき茫然としていることがある。仕事が行き届かない」と言われた。

第九章　統合失調症と「重症」離人症との連続性について　149

その前から自分でもおかしいと思っていたので，K医院を受診した。会社は1年足らずで辞め，その後は家業の衣料品店で店番を手伝っていたが，あまり役に立たなかったという。

　19歳の2月初診となった。上記の体感異常，離人症状などの他に「頭の中に勝手にある考えが湧いてくる」という自生思考も訴えたが，それに左右されて行動するということはなかった。以後通院することになるが訴えは同じことの繰り返しであった。すなわち「背中が突っ張って胸と背中が張りついた感じ」「左側半身が空洞のような気がする」「右半身がつき出している」などといった体感異常，「対人関係がしっくりいかない」「周囲の人たちから一種の圧迫感を感ずる」「周囲の人々に何か言われているような感じ」「周囲に溶け込めず自分だけ浮き出してしまう」などといった対人緊張症状および次のような離人症状である。「実感が湧かない」「ふるさとみたいなどっしりした気持ちがない」「神経が十分行きわたっていない」「頭も体もいうことをきかない」「ぴったりこない」「頭の回転が悪い」「自分には支えがない」「自分の気持ちが自然に出てこない」等々。また頭の中に考えが勝手に湧いてくるという体験も続いていたが，その考えの内容が他人のものであるということではなかった。

　24歳の3月頃からはセネストパチー症状，離人症状などは対人緊張と関連づけて体験される場合が多くなった。その後次第に訴えは対人関係のもてなさについての悩みに比重が移っていったが，本人からすればそれらは離人症状に基づくものであった。「ぴったり来ないまま空間を埋めているだけであるため，人に嫌われるような雰囲気を作ってしまう」等。10月頃になると，それまでは緊張するので必ずメモを持参して読み上げる形の面接であったが，メモを見ないで話そうとする努力がみられるようになった。しかし話の筋は途切れ途切れで，一つの話が終始するのに長時間を要した。思考途絶を思わせたが，本人に言わせれば「自分の状態を表現するのにどのような言葉を使うのが的確か分からない」「頭の中に勝手に考えが浮かんでくるが，その考えには自分が考え出したという気持ちが伴わないので表現できない」からである，ということであった。

　11月頃には東京にいる高校時代の男子同級生から転勤の挨拶状が届いた。この男性からの思いがけない挨拶状は，A子に戸惑いとある種の期待感をもたらした。その頃から家族からみると本人の様子がおかしくなった。父親が来院

して言うのには，話を聴いてくれと盛んに言うので聴こうとするとまったく言葉が出ないので，頭をポンポン叩いて「頭がはっきりしない」ということがときどきあるとのことであった。11月の終わりに祖母が亡くなり，12月からは寝たきりになり，食事もせず独り言を言いながらブツブツ頭を叩いたりするようになった。全体の動作が極端にのろくなり，風呂も入ったきり1時間半ほど経っても出て来ないという状態になり，12月の終わりにはついに風呂も入らなくなった。

そのうちときどき身体が硬くなり一日中動かないかと思えば，正月に妹が帰省したときには一緒に御馳走を作ったりした。しかし再び動かなくなり，口をきかなくなった。一度は身を硬くして動かないまま尿失禁もあった。

翌年1月（25歳）入院となった。入院当初は何を聴かれても無言で，摂食拒否も続いたので，鼻腔栄養を続けたところ，そのうち食べるようになった。その後不安定な状態ではあるものの，徐々に良好なコンタクトが形成されつつある途上にあると思われたところ，7月急死した。自殺ではない。

この症例は渡辺ら[21]のいう「青年期セネストパチー」，グラッツェルら[4]のいう内因性若年無力性不全症候群またはその辺縁に位置すると思われる症例である。グラッツェルらは慎重に扱ってはいるが，この種の症例は統合失調症と考えているようであるのに対し，渡辺らは一応統合失調症とは区別して考えている。

この症例においては，体感異常，離人症状，対人緊張，ある種の思考障害が中心をなしているが，それらの根底には症状を現出させる基礎構造という意味での「離人状態」が存在していると思われる。この「離人状態」については後述する。ここではその「離人状態」に基づく「ある種の思考障害」に注目したい。「頭の中に勝手に考えが浮かんでくるがその考えは自分で考え出したという気持ちが伴わない」という自生思考であるが，この現象は後述する「思考の聴覚化」と紙一重の体験である。一見，思考途絶，滅裂思考のように思われる現象も，「離人状態」の基礎の上に現れている思考面での離人症状であると考えれば，さして不自然な関連ではない。次に記述する症例B（第六章の症例と同一）は，同じ系列の思考障害がみられるが，こちらには「思考の聴覚化」がみられる。

第九章　統合失調症と「重症」離人症との連続性について

[症例]　B　女子

　初診は高校1年の5月，不登校で始まったが短期間で再び登校しはじめた。しかし2学期から再び不登校が始まり，各施設を転々とした後，静岡のY病院精神科受診となった。初診時の診断は登校拒否であり，「神経症的である」と記述されている。

　しかし通院は途絶えていた。18歳のとき，再びY病院を受診した。その半年前から食事の摂取量が減り，一時は37kgまで下がった。しかしその後体重が増加しはじめて「太るのが怖い」ということが来院理由であった。このときも数回の通院で中断している。そのときの摂食異常については，離人症状ともいえる状態と密接に関連があったことを後になって説明している。22歳の2月，3度Y病院を母親とともに訪れた。母親の話によると，2月になり「生きている感じがしない」「生きていても仕様がない」というので連れて来たということであった。本人は最初は取りつく島がないという感じであったが，態度がややほぐれ，少しずつ会話が可能になった。しかし応答が極めて断片的であるため，本人の体験を把握するのに困難を極めた。かなりの時間を費やして大体以下のような事情が分かった。

　その前の年の4月頃から「自分がバラバラになっていく」という感じがだんだんひどくなって来た。あまり苦しいので9月から11月にかけて徐々に自分の魂を殺した（その手段については尋ねても答えが返ってこない。一種の魔術思考かと思われる）。このため，生物としては生きているが，人間としては死んでしまっている。そのため「自分には核みたいなものがない」「もう一人の自分，つまり本当の自分自身はなくなってしまった」（この「自己が存在しない」という体験は，後に「存在が薄い」という言い方をしてわずかには存在しているという感覚をもつこともあるようになった）。また「心の中で喋っていてそれが声で聞こえる」「考えていることが声になるのは，自分の魂が死んでいるからである」という体験も語った（思考の聴覚化を離人感に基づくものと説明している）。この「声」については後に「あまりそういうことを言うな」「服を着なさい」「太る」などと他人の声になることもあったが，「それは心の中でそう思っているからである」と思われ，内容的には自己所属性は大体において保たれていた。しかし自分には心がないので，自分の感情や気持ちが「声」になるのだとは思えず，「他人に動かされている」という感じにもなることが時に

はある，とBが言うときは，後に述べる「自己の他者化」あるいは「思考の他者化」という現象との区別は微妙である。

対人場面では，自分が円滑に振る舞えないことを悩み，心が通じ合わないのは自分の心がないからであり，したがって他人の存在を認めないところに原因があるとしている。「だから死ななきゃならない」という希死念慮には絶えずさらされていた。

コンタクトについて言えば，比較的円滑に面接できることもあったが，寡黙で無表情でまったく交流がもてなく，これがリュムケのいう「プレコックス感」なのであろうかという印象を与えた日も多かった。その疎通性の無さは，主として「離人状態」によって生じていたが，それは日によっても違い，同じ日でも時間によって異なり不安定であった。その後2回入院した。そのうちに治療者に依存的になり，コンタクトが次第に取れてきたことは間違いないが，突然自殺企図を起こしたりすることもあり，そのコンタクトは決して安定したものではない。

症例Bも症例Aと同じく，離人状態が根底にあり，「自分には核のようなものがない」「自分は存在しない」「魂が死んでしまっている」という重症の離人感が長期に持続して存在している。それと関連して「思考の聴覚化」も生じている。その上，症例Aと異なってその自己所属感はうすれ，時に「思考の他者化」の萌芽のような体験もみられる。とはいえ，この症例の場合は「思考の他者化」らしき状態に陥るのは短期間のみであるので，「思考の他者化」がみられる症例とまではとらず，「思考の聴覚化」がみられる症例というに止めておく。

次の症例は，明らかに「思考の他者化」が絶えずみられる症例である。正確にいえば，「聴覚化思考の他者化」である。

[症例]　C　女子

中学2年の頃，一過的に両親が自分の親であるという実感をもてない時期があった。中学3年になり週に1，2回学校を休みはじめた。きっかけとして本人があげることは，6月頃同級生たちの「ことばのリンチ」に遭い，その後孤立感があったということであった。学校へ行っても何となく自分の居場所がないという感じであった。

高校1年のとき，「札つき」の女子グループ数名につけ回された（事実か関

第九章　統合失調症と「重症」離人症との連続性について　153

係念慮なのか判然としない)。高校２年になり，家の中が妙な雰囲気に感じられ，父も母も本当の親に思えなくて，食事もせず茫然とつっ立っていることが多くなった。食事も風呂も長時間かかるようになり，某精神科受診して入院となった。

　入院後は家人を拒絶し，面会に来ても会わないこともあった。しかし主治医に対しては，こみいった内容の会話も可能であった。看護者に対しては，自分の信頼できる２，３人とは滑らかに会話したが，その他の看護者に対しては「意地悪である」ということでほとんど疎通性をもたなかった。院内の生活では，無表情で廊下に片足を上げて何分間もじっとしていたり，外出の帰りに病院の玄関の前で立ちすくみ，看護者に連れてこられるということも何度かあった。理由を尋ねても「自分でも分からない」と答えるのみであった。２カ月ぐらいして自分自身の問題を語るようになった。「ずっと以前から誰と話をしていても外面だけ作った形になり，本当の自分が出て来ない」「どうしたら本当の自分が現れるのか分からないので，廊下でもつっ立っている」「胸が空洞になっている」「他人の身体を身につけて生まれて来たような気がする」という離人体験が中心であった。時には「本当は別の境遇に生まれたはずであるのに，今の両親の子どもということになってしまっている。両親と気持ちの通じ合いがないからそう思う」などと，両親否認も離人感の延長から説明された。

　12月になって，以前からあった被害的な念慮と離人体験とが本人の中で結びついて説明されるようになった。以後，離人体験は迫害妄想と結合して語られる傾向を帯びていった。「他人の妨害や攻撃のために，このようになることが分かってきたんです」「私の体の中に不透明な感情が入っているため，つきつめて苦しむよりは，適当なところで諦めてしまう」「自分というものがなくなってしまっているので，自分の行為は自分がしているのではない」「髪の毛のカールでも一度や二度するだけではまったく自分が現れない。何十分も繰り返しているうちにやっと自分が現れてくることもあるが，ついに現れないこともある」。事実，日常生活で同じ行為を何度も繰り返すという「常同行為」はその後も長年月続いた。これらはすべて「他人の妨害」によると説明されたが，どのような方法で他人がそうするかは尋ねても最初は答えが返らなかった。この「他人の妨害」は後に「他人からの妨害電波による」などと迫害妄想といわざるを得ない表現をとるようになった。

離人体験は，時として作為体験様にも表現された。「他人が秘かに私を左右しているので，それに抵抗してよけい動けなくなってしまう」。希死念慮にもときどき襲われ，手首を切ったこともあるし，病院の屋上まで行き飛び降りようとしたが，思い直して引き返したりもした。

翌年6月退院し，以後定期的に通院することになったが，訴える内容は基本的には変わらなかった。

面接場面では，主治医が自分を見放さないかを確かめ，時に主治医が腹を立てそうなことを故意に口にして，その気持ちを確かめようとした。電話は頻回にかかった。その内容は「電話をかけないと地獄へ落ちるような気がする」とか，「面接のとき主治医の気に障ることを言ってしまったが怒っていないか」などというものであった。

7月頃からは幻聴も聞こえるようになった。「今，死んだら救われる」「今の苦しい状態から放たれる」。これは入院していた頃の看護者Kの声であったが，後にキリストの声でいろいろ聞こえるようにもなった。初めは自分の考えていることが聞こえるように思えたときもあったが，後にまったく考えもしないようなことも聞こえるようになった。「裸になれ」「裸になって転げ回れ」という声に従って自宅の前で裸になって転げ回っていることもあったとのことである。

その数年後の現在も，幻聴に左右されての行動は目立たないが，キリストの声の幻聴は続いている（キリストの声というと現世超越的に聞こえるが，Cの場合，発病後キリスト教会に出入りしており，普通の人々よりはキリストの声は身近なものである）。基本的な体験は変わっていない。

社会適応は悪く，高校中退してときどきアルバイト程度のことを試みるが，いずれも1カ月と続かない。通常は家で簡単な家事の手伝いをしているが，それも気ままなものである。

この症例は，「思考の聴覚化」に止まる時期は比較的短く，「聴覚化思考の他者化」へと傾斜してそれが慢性化している症例である。

IV 考　察

1. 自己の成立について

離人現象は時に，自己の成立が円滑にいかないことを比較的純粋に反映して

第九章　統合失調症と「重症」離人症との連続性について　155

いるのではないかと思われることがある。自己の成立が円滑にいかないということに起因して生ずるある種の状態が基礎となって、その状態が各種の離人症状を現出せしめるのであるが、その状態をここでは「離人状態」と呼ぶことにした。すなわち「離人状態」は、症状そのものではなく、症状が現出する基礎障害につながるが、基礎障害そのものではなく、現象としての症状と基礎障害との間を結ぶ中間領域に属する概念である。「離人状態」の基礎としては「自己の成立」の困難性ということが問題となる。自己の成立に関しては、別のところでも触れたこともあるが、ここではそれよりもやや立ち入って論じてみたい。

　自己が自己であるということは、普通われわれは自明のこととしているので、改めて考えることもないほどである。しかし統合失調症者の語る内容に耳を傾けた場合、自己が自己であるということは実は意外に複雑なことであるということを知らされる。すでに諸家が言及している如く、純粋自己というものはあり得ない。サルトルに倣えば、「事実必然性」としての他者の存在を無視した自己はあり得ない。それゆえ、自己は絶えず他者の侵襲を受けているものともいえる。すなわち自己は他者によって体験され、他者の対象となっている。自己が自己を体験する場合でもつきつめて考えれば、他者を通して自己を体験しているのであるから、自己は他者の対象となっているといえる。たとえば、頭痛という自分以外には分からない体験をしている自己の場合でさえも、その現象には頭痛という言語表現が使用されること自体、すでに他者一般の立場から自己を客観的に体験していることになるのである。このように自己には他者の対象となって「もの」と化する性質があるので、この場合の対象となる自己を「もの的自己」[17,18]と呼んだ。

　ところが自己には、他者の侵襲により「もの」と化した「もの的自己」の中に生成する「異なるもの」または「他性」を同化して新たな自己へと超越するはたらきがある（「自己化作用」、「自己化運動」、「自己の成立運動」などと呼んでおく）。この働きを担うという意味での自己を「こと的自己」[17,18]と呼んだ。もちろん、このように自己を「こと的自己」と「もの的自己」というように表すこと自体、自己の本質を歪めてしまうかもしれないが、自己の成立を論ずる都合上、やむを得ず使用するものである。

　「こと的自己」が単に主体的自己、「もの的自己」が単に対象的自己を示すの

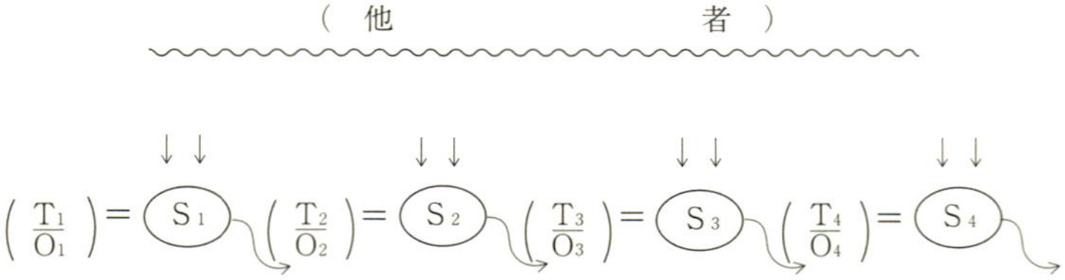

156　第Ⅲ部　統合失調症

$$\text{(　他　　　　　者　)}$$

$$\left(\frac{T_1}{O_1}\right) \stackrel{\downarrow\downarrow}{=} \boxed{S_1} \left(\frac{T_2}{O_2}\right) \stackrel{\downarrow\downarrow}{=} \boxed{S_2} \left(\frac{T_3}{O_3}\right) \stackrel{\downarrow\downarrow}{=} \boxed{S_3} \left(\frac{T_4}{O_4}\right) \stackrel{\downarrow\downarrow}{=} \boxed{S_4}$$

Tは「こと的自己」，Oは「もの的自己」。
両者を隔てる横線（────）は，TがOに支えられながらこれを超越するという意味を示す。
Sはその都度の新たな自己

図1　自己成立運動

みならば，もっとすっきりした「対象自己」「主体自己」と表現しておけばよいのであるが，次のような事情を強調したいのでやはり「こと的自己」「もの的自己」という表現を使うことにする。すなわち，両者の関係は「こと的自己」が単に「異なるもの」，「他性」の生成を負った「もの的自己」を超越するというだけではなく，その「もの的自己」に支えられてもいるという関係であることが前提となるのである。

　「他性」を含んだ「もの的自己」に支えられながら「こと的自己」はその「もの的自己」を超越する。このことが自己の成立そのものである。そしてその自己はただちに「他性」を帯び，「もの的自己」になり，それが新たな「こと的自己」に乗り越えられる，すなわちさらに新たな自己が成立する，という自己成立運動が不断に働いている。換言すれば，自己は絶えず他者による侵襲を受ける運命にあり，その他者を自己に組み込み続けているともいえる。もちろん，この場合，他者の侵襲といっても物理的力が働く場合のみならず，他者のまなざし，思惑，評価あるいは単に他者が存在しているということなどにより，自己に与える影響一切を含んでいる。

　以上の如き自己成立運動を図に示すと，図1のようになる。

　ところで，他者とこれまでひとまとめに言ってきたが，他者には現在生活している周囲の具体的な他人も含まれているし，幼児期に，大きく影響を受けながらも本人には自覚されていない他者に至るまで，時期，関わりの密度や質などによっても実にさまざまな他者があることは事実である。ここでは論をすす

める上で，理念的に二つに極を定め，一方は時間的にも空間的にも現在の自分に近いところに位置している他者であり，それを「近接他者」または「外在他者」と呼び，他方現在の自己を形成するに関わってきて，現在必ずしも自覚されているとは言えないが，自己を内部から規定している他者を「潜在他者」または「内在他者」と呼ぶこととする。

　このようにみてくると，自己は実はその核の核まで他者にまつわりつかれていると言える。すなわち核の核まで他者の蓄積に支えられているとも言える。少なくとも言語で表現され得る自己の内容となる素材はすべて他者に起源をもつといってもよい。この構造は自己が自己として，したがって他者が他者として本人によって意識して体験される以前から存在しているのであろうが，その端緒について論ずることは本稿の主旨ではない。

　ともあれ，自己の成立運動すなわち自己化作用の何らかの変化が生ずれば，何らかの形で他者が自己にとっては厄介なものとして異物化してくることもあろうし，その変化のあり方によっては自己と他者とのあり方の秩序にも変化が生ずることもあり得るはずである。

　その変化のうち自己の成立の緩慢化のごく初期の，いわば発生機の状態をここでは「離人状態」とした。微視的にみれば瞬間的には自己成立運動の停止がみられると考えられる。

　次に各症例における「離人状態」と上記の自己化作用との関連を考えてみたい。その場合，図1に示したような自己の成立作用について，今少し詳しく見ていかなければならない。

　前述の如く「もの的自己」の「こと的自己」による超越により成立した自己は，他者の侵襲を受けることにより「他性」を帯びる。この際自己は他者の侵襲のなすがままに委ねるのではなく，自己のあり方に即してその外在他者を見定めてその侵襲を自己流に受け止めるのである。逆に他者を見定めるということは，他者を何らかの形で侵襲してもいるのである。この関係は，内在他者にもあてはまり自己は内在他者の影響を受ける。罪悪感，自己嫌悪などはその一例である。同時に自己は，内在他者にも影響を与えることにもなり，内在他者といえども変化を蒙る可能性はあるが，その変化は外在他者の変化とは比較にならずその時その時は変化していないとみることもできる。少なくともその都度変化するということはない。たとえば，「成長する」「人が変わった」などと

158　第Ⅲ部　統合失調症

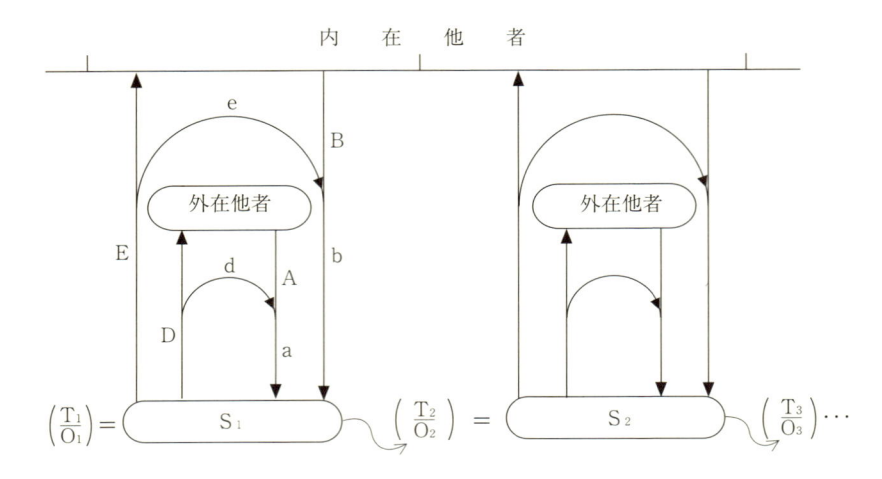

内　在　他　者

$\left(\dfrac{T_1}{O_1}\right) = S_1 \quad \left(\dfrac{T_2}{O_2}\right) = S_2 \quad \left(\dfrac{T_3}{O_3}\right)\cdots$

　自己は外在他者の侵襲を受ける（A）が，「こと的自己」は，その外在他者を見定め（D），その侵襲に合流し（d），むき出しの外在他者の侵襲を自己流に受けとめて（a），これを自己化しようとする。それと同時にその外在他者を侵襲してもいる（D）。内在他者も同様自己に影響を与え（B），自己はそれを自己なりに受けとめて（e），自己に再同化しようとしている（b）。同時に内在自己を再編してもいる（E）。このような過程の中で自己は「もの的自己」（O_2）となり，これが新たな「こと的自己」（T_2）により超越され，新たな自己が成立する。

図2　自己成立運動2

いうことは内在他者の変化に由来する。このようなことを考慮に入れると，自己成立運動は図1を修正して，図2のように表すことができる。

2．自己の成立と思考の障害について

　微視的に見て自己成立運動停止の時間がさらに長ければ，すなわち「離人状態」がさらに発展すれば，症例Aの如く亜昏迷と思われる動かぬ状態を保つことにもなりうる。思考面にも異常を来すことも当然考えられる。
　ところで思考が思考として顕現するときは主として言葉によってである。メルロ＝ポンティ[11]に倣えば，言葉は単なる思考の標識ではなく，言葉自体が意味を有しており，思考が成就するのも言葉においてである。この言葉は言語（パロール　ラング）と区別されており，前者においてのみその都度新たな意味が創造されていくものであり，幼児の発する最初の言葉や，作家，哲学者などの言葉がその典型で

第九章 統合失調症と「重症」離人症との連続性について　*159*

ある。一方言語(ラング)は，言葉(パロール)の行為の沈殿物であり，言葉(パロール)が個人的，主観的，能動的側面を示すのに対し，言語(ラング)は言葉(パロール)の素材ともなりそれを支えており，社会的，客観的，受動的側面を指すともいえる。

　われわれの文脈でいえば，思考するということは，言葉(パロール)を見出すことであり，自己がある所作をとることにより「内在他者」の配列に織り込まれている言語(ラング)をその配列の秩序からいったん解除し，新しい秩序を再構成することである。日常生活においても，素材そのものは使い古された言語(ラング)が使用されるにしても，思考されるということは，その都度なにがしかの新しい言葉(パロール)が生み出されているのである。作家や哲学者でなくともその都度自己を規定する言葉を見出すことが可能であるということが，すなわち自己が成立しているということである。

　今，少し細かいところまで言及するとすれば，次のようにいうこともできる。通常のときでもわれわれが，自己および自己を取り巻く諸々の事態を了解しているのは必ずしも言葉によるのではないが，より明確にそれを行おうとする場合は，やはり言葉によって規定するときであろう。もちろん，事物あるいは事態そのものは言葉によっては表現しつくされるものではなく，自己およびその置かれている状況を了解するのにもそれを完全に可能にする言葉はない。とはいえ，われわれは自己を問題にする場合，その都度言葉によってある所まで自己に接近することができ，それによりひとときの自己規定についての結論を得たことにすることもできる。この場合でも厳密にいえば，自己そのものと自己規定との間には埋まることのない断絶が存在していることは確かである。しかし健常者の場合，その断絶の存在そのものはあまり問題にならずむしろ，さらにより適切な言葉を探すということを繰り返し，その都度新しい言葉を見出す契機にもなっている。このことは前記の自己がその都度成立しているということと同義である。すなわち「もの的自己」に支えられながら「こと的自己」がそれを乗り越えているのである。逆にいえば，自己が成立するためには，その都度の自己規定を行うに適切な言葉(パロール)を見出すことが可能であるということが必要なのである。

　ここで思考の素材となる「内在他者」について今少し補足する必要がある。自己の成立の際，外在他者とともに自己に影響を与える内在他者には，ありありと浮かぶ他人の過去の表情，忘れかけているが思い出すことができるある種の出来事の際の雰囲気など，非言語的な他者もあれば，象徴化されて言語となっ

ている他者もある。この際ある場面の雰囲気，過去に目の前にした風景なども含めた過去の経験すべてを内在他者としてよいのか，言語化できる体験のみを内在他者というべきかは難しい問題であるが，知覚はすべて自己以外との関わりにおいて成立するので，ここでの議論に限れば，現在の自己に影響を与えるすべてを内在他者と呼んでさしつかえない。ただし，過去の体験が内在他者としての意味をもち得るのは，その都度の自己がそれを新たに意味あらしめることによって，初めて可能である。すなわち沈殿していた言語(ラング)を言葉(パロール)としてよみがえらせるのは，その都度の自己の状態である。また非言語的内在他者がよみがえるのは必ずしも言葉(パロール)によってではないが，それがそれとして同定されるのは主として言葉による。しかしこの際も言語の疎外にあって，その通りのものとしてはよみがえらないことは当然のことである。自己の成立運動にある種の変化が生じているときは，その都度の体験を，内在他者としての言語(ラング)を素材として，言葉(パロール)として表現すること自体が至難の業となる。

さらに発症の問題にも触れなければならない。

3．発症と各症例における症状，とくに離人体験および思考の障害について

自己の成立に際し，自己に同化されるべき他者は，前述の如く内在他者と外在他者の両他者に分けられるが，思春期以前にもそれらを含み込んだ自己の成立運動が成立してはいたが，内在他者は背景化したままであった。極端に言えば，自己は内在他者そのものであり，他者としては外在他者しか意識にのぼらなかったと言ってもよい。思春期に至り，他者の相貌が変化し，他者のもつ意味が絶大になり，かつその意味の質が変化するため，外在他者を相対化し，それを同化するたびごとに必ず内在他者の裏打ちを必要とするようになる。すなわち自己は自己を相対化する能力，自己規定可能性を要請されることとなる。自己は何者であるかを一応見当づける必要が生ずるのである。そしてその自己規定とは，内在他者の一部である言語(ラング)を動員しての言葉(パロール)を見出すことに他ならない。思春期においては，作家や哲学者でなくても言葉(パロール)を見出すことが要請され，それに答えるには自己成立運動の中で背景化していた内在他者に然るべき位置を与えなければならない。いわば「出立」[7]の時期である。統合失調症者およびその類縁の病態を呈する人々は，その要請に答えにくい何らかの弱点をそれまでに負わされていたのではないかと思われる。統合失調症またはそれに

第九章　統合失調症と「重症」離人症との連続性について　*161*

近い事態に陥った場合は，事態と言葉との断絶が巨大化して，その事態を表現するに，言葉を見出そうとしてもあまりにも通常の体験とかけ離れているので，見出し難いのであろう。そしてそのような異常事態における異常の程度にはさまざまな段階が存在するのである。

　症例Aが「心のふるさとみたいな，どっしりとした気持ちがない」「頭も体もいうことをきかない」「本当の自分が分からない」「自分には支えがない」などと訴えるのは，「こと的自己」が「もの的自己」によって十分支えられておらず，同時に前者が後者を十分超越していないことを示している。自己が成立しそうでしにくいが，成立しない訳ではなく成立しているという狭間における苦しみである。

　この場合，自己は成立するがその運動は緩慢かつ弛緩している。微視的に見れば，自己成立運動が停止したり，また再び活動したりを繰り返していると見てもよい。その微視的に見ての自己の成立の停止した状態が前記の「離人状態」であり，それを直接純粋に体験したのが上記の離人体験である。

　この状態では外在他者の見定めが十分に機能していないため，外在他者を正確に受け止めたという実感が湧かない。内在他者に対しても同様であり，病者は自らの志向性そのものに合致する機能が十分ないため，内在他者を十分に確認し，再同化したという実感が湧かない。

　このような状態においては，言語（ラング）が浮かんで来たとしても言葉（パロール）が生み出されることにはならないので，本人にとっては「考えが浮かんで来ない」（思考途絶），「考えがひとりでに浮かんでくるが，自分が考え出したものという実感が伴わない」（自生思考）という体験が生じても不思議はない。この場合，内在他者である言語（ラング）の配列から一部が解放されたのみで，その言語（ラング）が生きた言葉（パロール）として再構成されないので，本人には「思考した」という能動感がないということなのである。また，患者が「考えが浮かんで来ない」と一見思考途絶様に訴えるときは，浮かんでこないのは，言葉（パロール）のことである。

　症例Bが「自分には核みたいなものがない」「自分の魂は死んだので，自分はもう存在しない」と言うとき，自己化運動はほとんど停止していることを直接純粋に体験しているのである。やはり「離人状態」にあるといえる。自己化運動が停止するといっても，そのような状態に陥ったり，そこから脱したりの往復する動きはもちろんあり，「自分が存在しない」とうこともあれば，状態

が改善された場合は「存在が薄い」という言い方もする。Bが実生活では音楽を聴き，読書をしながら筆者の問いに対して「何もしていません」と答えたのは，質問の意味を誤解したのでもなく，嘘をついたのでもない。自己化運動が停滞しているため，客観的には何かをしているようにみえても，自分には何かをしていると体験されてはいないものと解釈される。

　さて，Bには「思考の聴覚化」がみられるが，この点はどのように考えられるであろうか。これも結局は「思考の自生化」と共通の状態で発生するのであるが，自己化運動の停滞とでもいう状態の中で「思考する」という無理に能動的な態勢をとるため，「内在他者」の主要部分でもある言語(ラング)の配列が解放された状態で未だ言葉(パロール)が見出されない状態のまま，つまり思考が未だ背景にあるまま，無理に，不十分に言語(ラング)の配列が再構成されるが言葉(パロール)にはなっていないということである。すなわち，思考が十分に煮詰まらないうちに言語(ラング)の配列の一部が，脈絡をもたない，断片的なものとして体験される。他の例であるが「自分が左の店に入ろうと思うと『左へ行くように』という考えが浮かんでくる（自生思考）。一体自分は何をしようとしているのかがまったく分からなくなる。こういうとき自分の考えを無理にでもまとめようと体に力を入れると『声』が聞こえて来る（思考の聴覚化）」と言う。このように，患者が能動的な構えになると自生思考が聴覚性を帯びてくるということは，「離人状態」にある患者の臨床場面でしばしばみられることである。ちなみに言語(ラング)が体験されるのは，主として聴覚を通してである。これにも一つのスペクトルが存在し，「言葉が浮かんでくる」という自生思考に近い例から，聴覚性が高い例に至るまでさまざまな例がある。したがって，その場合の声は，そのとき本人が考えたこととかけ離れた思いがけない内容が聞こえることはない。

　ところが前記の如く，「自分の感情と気持ちとが『声』になっているのだとは思うが，自分には気持ちというものがないので，『他人に動かされている』という感じにもなる」とBが言うとき，C例のような「思考の他者化」を呈する症例との区別が微妙になってくる。聴覚化された思考内容の自己所属性を基準にした場合，その自己所属性がこの症例よりやや稀薄な例，それよりかなり稀薄……という具合に，段階的に続き，ついには思考内容の自己所属性をまったく失う例に至るまで，その間に切れ目なく幾つもの段階の症例が実際には存在する。

第九章　統合失調症と「重症」離人症との連続性について　163

　症例Cの基本となる体験は、種々の表現をとるが、日記の中にもある。「私は漠然としか分からないのです」「私は今、世の当り前のことをなくしてしまったので、とても世間が、自分が怖いのです」「私は自分がよく分かりません。これは精神病の原形的な形でしょうか」「人間とは常に（世間のめぐり合わせと）気持ちで生きるものでしょうか」「生命感、生きている実感が薄いのです」等々。やはり「離人体験」といってもよい体験である。

　ただし、Cの場合は、前のA、B両例に比べてこの体験を基本にして迫害妄想、作為体験類似の体験、両親否認など幾つかの方向へとさらに発展した体験を述べている。

　思考面について言えばこの症例では、「思考の聴覚化」が起こっているし、その「聴覚化思考の他者化」も生じている。この際の「思考の他者化」または「自己の他者化」という事態は、このいわば自己の生地とでもいうべきものを織りなしている内在他者の一部が、自己化運動の変化によりその秩序から外れて外的他者の様相で現れることである。すなわち、自己化運動によりすでに自己に同化され秩序づけられていた「内在他者」としての言語(ラング)の一部が自己内での基盤を失い、「内在他者」の中に位置づけられず自己からはみ出し、他者の様相を伴って体験されるのである。

　ただし、前記の如く自己からはみ出した「内在他者」が、自己に最初に体験され内在化される以前のままの姿で体験されることはないであろう。統合失調症的事態は、病者本人が未だ経験したことのない事態であり、その「内在他者」をどのように体験するかは、病的事態そのものに影響されて、その経験がない通常人に推測されるところを越えるかもしれない。自己の中に位置づけられない言語(ラング)を体験する際に、体験する基盤が揺らいでいるために、通常の体験の仕方での整合性のある脈絡を得ようとする患者本人の意図と、それを不可能にする病的事態との絡み合いの上に病的体験が語られるからであろう。

　内在他者の一部が自己の中に位置づけられないといっても、その内在他者はいったんは自己化されたものであるので、それが他者性を帯びる場合でも、自己性はどこかに残るはずである。自己性と他者性との区別がまったくなくなり、自己の動きと世界の動きとが重なって体験される症例もある。「イランとイラクの戦争も、メキシコの地震も、私がしたことです」とある患者は言った。

　このような自己化運動の変化のもとでは、他方では「外在他者」の自己化も

不可能になる。「外在他者」は文字通りの「他者」のままで自己をおびやかし続けることになる。他者を見定めて自己流に受け止める働き（図2のd）が十分でないため，他者はいわば「生のままの他者」となり，相貌も変化し得る。たとえば「人の動きがしっくりと掴めない」といった疎隔体験へと至ることにもなる。さらには，「他性」，「異なるもの」が新たな自己へと同化されないために，非自己的「自己」として析出すれば，これに対応する他者，すなわち「妄想他者」も体験され得る。これが迫害妄想のもとになる体験であると思われる。

したがって自己化運動の変化がより「外在他者」に傾いて体験されると，迫害妄想が前面に出るし，「内在他者」の氾濫に，より重点が置かれて体験された場合は「思考の聴覚化」すなわち幻聴が前面に出ると考えられる。そしてその変化の程度およびあり方により，逸脱する「内在他者」や「外在他者」の内容およびそのあり方がさまざまになる。もちろん，自己化運動自体も停滞したり回復したりという変化があり，それに応じて病的状態から脱する時期，病勢が増悪する時期など変化し得るのは当然のことである。

離人状態を基本にした思考障害のあり方は，以上の如くA例の場合「自生思考」，B例の場合は「思考の聴覚化」，C例の場合は「聴覚化思考の他者化」といった具合に段階を作って特徴づけられる。そしてC例，B例，A例の順により統合失調症的であるが，統合失調症と非統合失調症とを隔てる境界線をどこに引くかという問題については，未だ十分なコンセンサスが得られていない。筆者は今のところ症例Bと症例Cとの間あたりを考えている。中安[14]の図に暫定的にしかもやや強引に境界線を引くとすれば波線Lである。しかし，これらはあくまで離人状態という共通の状態を基礎にする現象としての症状の違いの理念型を提出したにすぎず，実際の症例ではこれらが重なっていたり，経過により相互に交替したりすることはいうまでもない。だからこそ統合失調症と重症の「離人症」との間には断絶はなく，互いに移行するといえるのである。

V　おわりに

1．離人症状を主症状として，統合失調症と重症の境界例との境界あたりに位置する症例を対象として，それらにおける症状としての離人体験を現出せしむる基礎構造としての「離人状態」と自己の成立について論じた。
2．対象となる症例の中心となる思考の障害がおのおの「思考の自生化」，「思

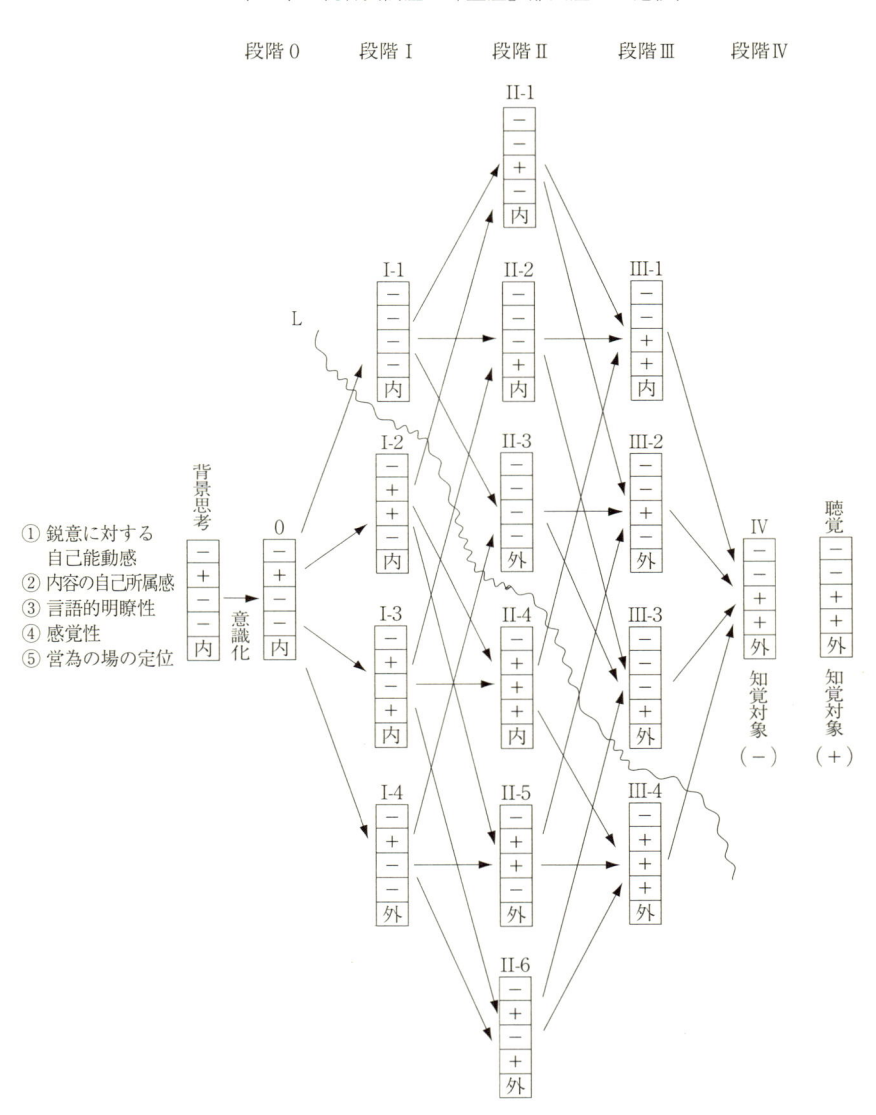

第九章　統合失調症と「重症」離人症との連続性について　165

① 鋭意に対する
　自己能動感
② 内容の自己所属感
③ 言語的明瞭性
④ 感覚性
⑤ 営為の場の定位

波線Lは筆者が加えたもの。②の内容の自己所属感の有無を他より重視した。主としてLの左側の状態にあるものは臨床的には統合失調症という診断は保留したほうがよいと筆者は考える，右側へ移行することがほとんどなく予後の比較的良好な症例も結構多いからである。

図3　〈背景思考の聴覚化〉の理論的過程（中安[14]を加工して借用）

考の聴覚化」,「思考の他者化」であることに注目し,それらを「自己の成立」の変化との関係で考察した。
3. その予備的考察として自己の成立について論じた。
4. 思考は自己における内在他者の一部としての言語(ラング)の配列が一部解除され,その状況にふさわしい言葉(パロール)を見出すことであるという前提に立ち,2.における思考の障害はおのおの次の三つの状態,すなわち言語(ラング)の配列の一部が解除されたのみで,言語(ラング)が生きた言葉(パロール)として再構成されていない状態(思考の自生化),解除された言語(ラング)が言葉(パロール)を見出せないまま無理に不十分に再構成されるので,言語(ラング)の一部が脈絡をもたないまま断片的なものとして体験される状態(思考の聴覚化),内在他者の一部である言語(ラング)がその秩序から外れ,他者の様相で体験される状態(思考の他者化),であると考えられた。
5. 統合失調症と診断するには「思考の他者化」がみられるかどうかを一応の区切りにするので,C例のみが統合失調症と診断され得る。しかしこれらの思考の障害は,同一症例においても重なって体験されたり,交替したりするので,統合失調症と重症の境界例(広義)との間には断絶はなく,互いに移行すると考えられる。
6. 中安の論じた綿密な記述現象学的な検討による,背景思考から背景思考の聴覚化への理論的過程との照合は,本稿にとっては興味のあるところであるが,その点に関しての考察は別の機会に譲りたい。

補足 「思考の聴覚化」について

「思考の聴覚化」という言葉は,中安の「背景思考の聴覚化」という言葉に影響されて使用した。中安[14]は,「背景思考の聴覚化」という鍵概念から統合失調症における幻声やその周辺症状の理解を深めた。それに先立ち,思考という概念を検討した。彼によれば,それまでのドイツ精神医学では「思考を自己能動性の意識のもとに,随意的,論理的に営まれる単一なものと考える」のに対し,フランスの精神医学はそれに加えて「主体の意識下にあって,不随意的,非論理的にうごめく思考(内的思考)を想定する立場に立っており」,統合失調症の症状はその「内的思考が意識化されたものである」と考える傾向があり,

第九章　統合失調症と「重症」離人症との連続性について　*167*

彼自身は、自己能動感を伴って、随意的、論理的に行われる思考を「前景思考」、前記の不随意的、非論理的にうごめく思考を「背景思考」と名付けた。その背景思考は、本人には意識されないが、これが病的に意識化されると「自生思考」となり、そこから他人の声として知覚されるまでにさまざまな移行状態がある。彼はそれらを（1）営為に対する自己能動感、（2）内容の自己所属感、（3）言語的明瞭性、（4）感覚性、（5）営為の定位、の五つの属性について「有無」、あるいは「内外」の二分法によって、自生思考から他人の声として聞こえる幻聴までの間の移行過程を演繹的に推定し、16の現象形態について検討している。彼によれば、自生思考は、（2）は「有」（1）、（3）、および（4）が「無」で、（5）は「精神内界」ということになる。彼が注目した「内言の湧出」の内言と自生思考との違いは「言語的明瞭性」の有無であり、彼の言う「自生内言」は言語性が明瞭であり、自己能動性、感覚性はなく、営為は「精神内界」に定位される。自己所属感はある場合も、ない場合もあり得る、としている。

　内言については、健常者もこれをいつも経験しており、この場合は言語明瞭性に欠ける場合も多い。「われわれはほとんど一日中呟いている。声にはださないがいわゆる『心の中で』しょっちゅうぶつぶつ呟いている（大森荘蔵）」（生田[6]）。自己所属性もあり得るし、自己能動性も時にはありうる。「内言の特徴は、例外を除けば主語の欠落であり、極めて省略化された術語レベルでの語の運用がなされていること、意味は圧縮されており、短時間に多くの内容を含んでいること、そして内言の予測不可能性（私には次に何を思うかを事前に予言できない、ただ浮かび上がるべくして浮かび上がってくる）などである。このような特徴を帯びながら、内言の運用主体が私であることに健常者は揺らぐことがない。ぽ〜っとして何かを考えていても、沈思黙考していても、内言は内言である限り、それは『私が考える（思う）』という様態のもとで産出されてくる」[6]。

　内言が意識化される場合は、少なくとも二通り考えられる。一つは、精神内界でぼんやりとした自らの考えを伝達可能な形にすべく語をまとめるときである。さらにそれを明確な言葉として他人に語るときである。頭の中でまとめたものを文章として書くときも同種の意識化が前提となる。

　今一つの意識化は、自分の意志と無関係に内言が外言へと変化することである。その極端な例は他人が発する言葉が他人の声で聞こえるというタイプの幻声である。中安の取り出した前記の属性で言えば、自己能動感と内容の自己所

属感がなく，言語的明瞭性と感覚性があり，営為が精神外界に定位される幻聴である。ここに至るまでに幾つかの場合があり，たとえば幻聴でも，言語の明瞭性が曖昧な幻聴もあれば，精神内界に定位される幻聴もある。

中安[14]によれば，背景思考から聴覚に至るまでに（つまり病的過程がより進んだ段階になるにつれて），内容の自己所属感については，最初の段階の自生思考において，自己所属感はあるが，途中の段階では「いったん自己にも他者にも所属する状態（共働思考）をへて，その後もっぱら他者の専有するところとなる」。また感覚性についても，最初は声としての感覚性はないが，「考えなのか声なのか，よくわからない心声未分化の段階をへて，明瞭な声として顕現するに至る」[14]という流れを読み取ることができる。

近くに誰もいないのに，何ゆえ「他人の声」として幻声が聞こえ得るのかという問題は，統合失調症その他の精神疾患をもつ患者を診察する者が素朴にもつ疑問である。これについては，幼児における言語の獲得，および言語が思考の媒体となる過程がヒントになりそうである。

幼児は，周囲の人々，すなわち他人たちの話す言葉が飛び交っている中で，初めはそれらの音声は聞こえるが意味は分からない状態である。そのうち一定の発育段階に至ると，ある物，ある動作，ある状態などとそれらを指し示す言葉とが結びつくようになる。これらの言葉は，大人たちにとっては，すでに共有されている言語体系（ラング）の中から選び取られたものであるが，幼児はその大人たちを模倣しながら，その物，その状況に対応する言葉（パロール）を選び取って使用し，一つひとつ習得していくことによって少しずつ自分の中の言語体系（ラング）を豊富にしていくのである。自らの言語体系（ラング）に組み込まれた言葉は，次には自らの言語体系（ラング）の中から選び出してこれを言葉（パロール）として使用することもできるようになる。

言語は外言として，外界に表出しなくても，内言として思考の中で働き続けることができる。その言語が内言化される過程について市川[5]は，3歳頃から始まる幼児の，声を出して考えているようにみえるひとり言が「伝達的な言語が非伝達的思考の媒体となる過程で，重要な役割をはたしている」としてこれに注目した。このひとり言をピアジェ[15]は「自己中心的言語」と名付け考察しているが，そのピアジェの見解を批判したヴィゴツキー Vygotsky, L.S.[20]の研究を，市川は自説も交えて，概略以下のように紹介している。

幼児はそれまでもっぱらコミュニケーションとしての言語を使用していたの

第九章 統合失調症と「重症」離人症との連続性について　169

であるが「3歳ごろになると，コミュニケーション的な言語と自己中心的言語に分化しはじめる」「自己中心的言語は，ピアジェが主張するように，子どもの思考と言語が十分社会化されていないことから生ずるのではなく，自分にたいする言語と他人にたいする言語が未分化であり，言語が十分個人化されていないことから生ずる」。「自己中心的言語は，その場の具体的状況を離れては理解できないとりとめなさ，断片性，不完全さを示し，短縮や省略をふくむのは，子どもの自己中心的思考がもつ（ピアジェの言うような）自閉的傾向のせいではなく，自己中心的言語が社会的外言から非社会的内言への移行の過程にあらわれるからである。後者の特質は，単語の省略や短縮といった単純な傾向ではなく，述語やそれに関係する部分は保持するかわりに，主語やそれに関係する単語は省略するという述語主義の構文法にある」。「ついには自分の話を一つの述語にまで縮小する。このような構造的特質は，まさに内言の特質にほかならない」。「自己中心的言語が学齢期に消滅するのは，……自己中心的言語が完全に内言化されることによる」のであり，「自己中心的言語の外部的・音声的側面が凋落し，やがて外的表現がゼロになる」（傍点筆者）「『しゃべらないと考えられない』といっていた子どもが，学齢期になると急に口数がすくなくなる。そしてたんなる内言によって考える言語的思考の能力が急速に発達するのである」。「言語的思考の発達とともに，思考は，概念によって定着された抽象的諸契機を自由に操作して，秩序だった推論をおこなうことができるようになる。これは思考が，〈いま－ここ〉にある具体的状況への癒着から開放され，より高度の有効性を獲得することにはほかならない。と同時に言語もまた，言語的思考とその外言化をとおして洗練され，より広汎で多様な表現可能性を獲得する」。

「こうして人間は，行動から外言へ，外言から内言へ，内言から思想へと外的なものを内面化し，また思想から内言へ，内言から外言へあるいは行動へと，内的なものを外面化する言語行為の弁証法によって，たえず内面的に生きなおされ，たえず新たに外化される独自の内面的＝外面的言語文化を形成したのである」。

以上が市川[5]の著作からの引用である。

幼児に限らず普通われわれ大人も，他人の使った新しい言葉や言い回し，あるいは考え方を自分のものへと取り入れて自分の言葉として使用する際には，

(1) 他人の言葉(パロール)を聴く→ (2) 他人の言ったとおりに自分で喋ったりして反芻する→ (3) 自らの言語(ランガージュ)体系へと組み入れる（内言化）→ (4) 言語が内言として思考と一体となり，思考の働きに作用する→ (5) 他人に伝えたい内容を頭の中でまとめたり自分で喋ってみたり，他人の立場に身を置いて聴いてみたりを繰り返す→ (6) 思考内容を自分の言葉(パロール)として表現する（外言化），という順序を辿る，と考えられる。この過程は他者の言葉(パロール)が思考を通して自分の言葉(パロール)となる過程でもある。もちろん，このような段階が明確に分けられるのではなく全体的重層的にしかも不均衡に，そして瞬時にあるいは一進一退を繰り返す局面がありながら進行する過程であろうが，論述する都合上，区分したものである。

(1) では，文章の中の言葉を「読む」場合もあるが，その原形は「聴く」である。(2) では他人の言葉と自分の言葉とが混然としており，自他未分化であると同時に「喋る」と「聴く」の区別の未分化な状態である。他人の音声も痕跡としてはあり得る。(3) と (4) の段階では普通音声はない。(5) においては，内言とも外言ともつかぬひとり言があり得る。

このように，言語・思考活動，すなわち (1) から (6) に至る内言化・外言化過程において，音声の有から無へ無から有への変換や営為の主体が他から自へ自から他への変換が行われる。自己の成立に問題がないときは，その過程が滞りなく経過し，それが繰り返されている。

小林・加藤[9]は，そのいずれか一方が潜在化している場合もあるものの，「聴く」と「喋る」ということが，統合失調症性幻覚の根本的な二側面である，としている。上記の内言化・外言化過程における(2)と(5)の段階は，「聴く」，「喋る」が重要な契機であり，それぞれ，外言の内言化，内言の外言化への途上に相当し，「社会的（伝達的）外言」から「非社会的（非伝達的）内言」へ，および「非社会的内言」から「社会的外言」への移行という課題を負っている。

統合失調症の場合は，自己の成立が困難であり，その移行課題の遂行が困難であると推定される。一つの考え方としてたとえば，全体的な活動不全の，(2)の段階が強調されて現れると，他者の言葉を自己の言語に取り込むことができず，音声も凋落しない（幻聴），(5)の段階が強調されて現れるならば，「非社会的（非伝達的）内言」が十分「社会的（伝達的）外言」に変換されないまま表出され（独語，意味不明の返答など）他人には意味が伝わらない，というこ

とがあり得るのではなかろうか。

　このような自己と他者とが構造的に一体となって成立している思考活動，言語活動の活動失調という観点から，幻聴や独語その他の統合失調症症状（作為体験，滅裂思考など）も多少とも理解できるのではなかろうか。

　「補足」は，今回新たに初出論文に書き加えたものである。

文　献

1) American Psychiatric Association : Diagnostic and Statistical Manual of Mental Disorders. Third Edition, 1980.
2) Blankenburg, W. : Der Verlust der natürlichen Selbstverständlichkeit. Ferdinand Enke, Stuttgart, 1971.（木村敏，岡本進，島弘嗣訳『自明性の喪失』みすず書房，1978 年）
3) Federn, P. : Ego Psychiatry and the Psychoses. Imago Publ. Co., London, 1953.
4) Glatzel, J. und Huber, G. : Zur Phänomenologie eines Typus endogenen juvenil-asthenischer Versagenssyndrome. Psychiat. Clin., 1: 15, 1968.
5) 市川浩：『精神としての身体』勁草書房，1975 年．
6) 生田孝：統合失調症における内言と私の関係について．日本精神病理・精神療法学会第 32 回大会プログラム・抄録，pp.50-51, 2009 年．
7) 笠原嘉：精神医学における人間学の方法．精神医学，10: 5-19, 1968.（笠原嘉『精神病と神経症』みすず書房，1984 年所収）．
8) 木村敏：離人症．『現代精神医学大系 3B，精神症状学 II』，中山書店，1976 年．
9) 小林聡幸，加藤敏：「独語幻覚」の精神病理学検討——独語を主訴とした分裂病の一例．精神神経学雑誌，100(4): 225-240, 1998.
10) 小出浩之：『破瓜病の精神病理をめざして』金剛出版，1984 年．
11) メルロ＝ポンティ：『知覚の現象学 1』（竹内芳郎，小木貞孝訳）みすず書房，1967 年．
12) Meyer, J-E. : Studien zur Depersonalisation. 1. Über die abgrenzung der Depersonalisation und Derealisation von schizophrenen Ichstörungen. Mschr. Psychiat. Neurol. 132: 221-232, 1956.
13) 村上靖彦：一境界例をめぐって——臨床的考察と治療経過．村上靖彦編『分裂病の精神病理 12』東京大学出版会，1983 年．
14) 中安信夫：背景思考の聴覚化——幻声とその周辺症状をめぐって．内沼幸雄編『分裂病の精神病理 14』東京大学出版会，1985 年．
15) ピアジェ，J.：『思考の心理学』（滝沢武久訳）みすず書房，1968 年．
16) 清水将之：離人症の疾病学的研究．精神神経誌，67: 1125, 1965.
17) 高橋俊彦：「自分が異常である」と訴える分裂病について．吉松和哉編『分裂病の精神病理 11』東京大学出版会，1982 年．
18) 高橋俊彦：分裂病例とパラノイア例における嫉妬妄想の比較検討．内沼幸雄編『分裂病の精神病理 14』東京大学出版会，1985 年．

19) 内沼幸雄：重症離人症の一例をめぐって．内沼幸雄編『分裂病の精神病理 14』東京大学出版会，1985 年．
20) ヴィゴツキー：『思考と言語 新訳版』（柴田義松訳）新読書社，2010 年．
21) 渡辺央，青木勝，高橋俊彦，大磯英雄，村上靖彦，松本喜和：青年期セネストパチーについて――青年期に好発する異常な確信的体験（第 5 報）．精神医学，21: 1291-1300, 1979．

第十章　思春期妄想症の重症例と統合失調症との関連について

I　はじめに

　思春期妄想症を一つの臨床単位として統合失調症などと区別して輪郭づけたのは植元ら[23, 24]であるが，村上・大磯ら[12, 19]はその精神病理についてさらに詳しく検討を重ねた。また異形恐怖，青年期セネストパチーなど類縁の病態については青木ら[1]，渡辺ら[25]の考察がある。さらに治療については藤田[4]が入念に検討している。それらの症例がどのような経過を辿るかの研究については，笠原敏彦ら[6]の経過による分類がある。彼らは自己視線や自己臭についての恐怖または妄想の症例を重症対人恐怖症と呼び，(1) 荒廃型，(2) 変遷型，(3) 持続型，(4) 消退型に分類している。もっとも診断的には，荒廃型の中には破瓜型統合失調症，変遷型の中には「平均型」統合失調症があり，消退型は青年期葛藤反応とされているものが多い。(3)の持続型が重症対人恐怖とされ，植元らの思春期妄想症と一致する。

　さて，小出，村上ら[9, 14, 15]は笠原らのいう，変遷群のみならずおそらく荒廃群のかなりの部分を統合失調症とは本質的に異なるものであり，むしろ思春期妄想症の系列でとらえられるものであるとしている。つまり思春期妄想概念の拡大，あるいは拡散化である。これに対して筆者は[22]以前別のところで，前者の重症例は統合失調症との間に深淵があるとみるのではなくて，後者とも連続的に連なっているものであるという立場を示した。つまり思春期妄想症概念は原義に戻したほうが臨床的理解を得やすいと考えるからである。とはいうものの早くから村上らの議論に疑問を抱きながらも共感する部分も多く，筆者自身他のスクールの研究者ならば統合失調症と診断する範囲の症例を，むしろ思春期妄想症またはその重症例と診断しているという事実もある。

　今回はこうした立場から診断の困難な症例を検討してみたい。すなわち，お

そらく一般的にはあまり躊躇されずに統合失調症と診断されることが多いであろうが，村上，小出らによればさして迷うこともなく非統合失調症性のものと診断されるであろうと思われる症例である一例を少し詳しく記述することにして，思春期妄想症と統合失調症との関連について筆者なりの見解を示したいと思う。その関連については鬼澤[20]ら，笠原敏彦[5,6]らの興味ある研究もあるが，小論ではそうした考察の出発点あたりのところまでも含めて問題にしたい。

II 症 例

[症例] 山本杉男（仮名）

17歳頃より赤面恐怖的な悩みが始まり，20歳頃に患者は自己視線恐怖およびそれに関連する注察念慮，孤立感などを悩みはじめて，それ以来30余年になる。A病院での治療歴はおよそ30年で，53歳の時点で，5回目の入院中である。その経過中に後述するような精神病状態に陥り，起伏はあったがそれが長期間続いて現在に至っている。

[生育歴および現病歴]（杉男と兄から聞いたものであるが，匿名性を保つため若干変更を加えてある。）

同胞5人の末子。三男であり，長姉は精神病である。兄の言によれば，父親は短気でいっこくであるが，義侠心のある人。若いときは身持ちが悪く，母親は苦労した。母親は取り越し苦労をする性質で，小言などはいったことがない。家は商売を営み，忙しかった。杉男は一人で放っておかれることが多かったが，外へ出て遊ぶことは少なかった。それでいて甘ったれでもなかった。勉強は割合できて委員をしたこともあった。中学3年のとき父親が病死し，その頃から「悪い遊び仲間と付き合いはじめた。高校でも学校を休んで不良仲間と遊び歩いたが，シンナーその他の薬物の濫用はなかった」という。高校2年のとき中退して，B市の御茶屋へ勤めはじめた。その頃，女性と顔を合わせると赤面するようになった。半年か1年ほどして身体を壊し，それを機会に帰郷した。19歳のとき1年間職業訓練所へ通い印刷の仕事を覚え，20歳のときC社に事務員として入った。しばらくして隣の女子事務員を自分が見てしまうのに気がついた。目が開きすぎている感じで，顔は前を向いているのだが，目だけ横を見てしまい，非常に気になった。隣の人は咳をしたり溜息をついたりしていた（自己視線妄想）。その後その自己視線妄想は他の同僚や，乗り物の中で出会う人々

にも広がった。男女に関係なく生じた。職場でも自分が見られているような気がしたり，自分だけ避けられているような気がしたり（忌避妄想）して居づらくなり，21歳のとき2週間ほど家出したこともあった。22歳頃から電車通勤が苦しいため，自転車で通うようになった。23歳の5月遺書を残して家出したが，パチンコなどして遊んだ後1週間ほどして家へ帰った。そのときD神経科を受診して，「破瓜病」の診断のもとに電気ショック療法を14回受けたが，効果なく，6月にA病院初診となった。

[経過]

初診の日に即日入院となった。入院中も自分の目が開きすぎている，自分の目つきがきつい，それを人に感じられているような気がする，人が欠伸をすると自分のせいだと思う，他人も自分の目のために気詰まりになる，目の手術をしたい，テレビは一番後ろの席で見る，下を向いていると人が自分を見ているなど，自己視線妄想を中心として対人恐怖症状を訴え続けていた。

3年後（26歳）の5月，いったん退院したが，2週間足らずで再入院となった。今度は自分が目のことで引け目を感じているので，人の中へ入っていくと自分の悪口を言われているような気がする，と「被害妄想」（杉男の言）の傾向が出てきた。また人と話をしていても思考力が鈍っている感じも訴えた。ただ26歳の夏頃から前記の「被害妄想」の対象を殴ったり，不眠のときに静脈注射を希望し，聴き届けられないと机をひっくり返したりして暴れるということも始まっている。

29歳の3月軽快したということで退院しているが，1カ月半後に3度目の入院に至っている。家では兄の仕事の園芸の手伝いをしていた。不眠，イライラ感などにより，夜間など落ちつかないので兄に注意されると，包丁を振り回したり，死にたいと言ったりした。外来では「誰かに見張りをされている」「恐ろしいから電気をかけて欲しい」と涙を流して懇願したりした。

入院後も自分の目がこわばっている，相手に不快な感じを与える，「斜視」（杉男の言。ちなみに彼には外見的にも目の異常はない）のため見てはいけない方を見てしまう，などと自己視線妄想を訴え，人が大声を出すと当てつけられていると思う，という被害的関係妄想も語った。

30歳の5月にはインシュリンショック療法を受け，7月には他患と交わるのが楽になってきていた。その後しばらくして腰痛を訴え，整形外科を受診し

た。検査の結果脊椎すべり症と診断され，この痛みは後に繰り返し再発した。

31歳の1月から半年ほど運搬車の助手として外勤作業に出たが，腰の痛みと「目つき」が気になって辞めた。

32歳のとき母親が病死した。その後「どうしたらよいか分からない」と訴えていたが，またもとの悩みに戻った。11月には自分が皆に迷惑をかけているので「ボイコット運動」が起こっている，テレビでも自分のことを言われている，近所の人々がそういう噂をしている，保護室に入りたい，と要求した。

そのうち，行くところその先々で呪いがついて回るみたいで怖くてたまらないという状態にしばしば陥るようになり，あるときは外出先の兄宅から恐怖のため帰られなくなり，病院まで兄の自動車の中でうつ伏せになって泣き続けていたこともある。

33歳の7月，病状も比較的軽くなり退院して建築現場で働いた。半年ほど続いたところで腰痛がひどくなったので，S病院整形外科に入院して手術することになった。しかしそこでは自分のことを皆が監視しており，噂もしているので恐怖感が強くなり，逃げ出して旅館に泊まったがそこにもS病院の職員らしい人がいて，自分を監視していた。神社に逃げ込み隠れていたが，今度はヤクザが追跡してきたので，何時ヤクザに刺されるかと思ったら，怖くてたまらなかった（追跡妄想，注察妄想），と言う。病院に助けを求める電話をして往診入院となった（34歳2月）。このときは2週間で立ち直って再びS病院へ入院し手術を受けようとしたところ，先方に断られた。

34歳4月，5回目の入院となった。他人が自分の悪口を言っているという被害的関係妄想が続いていた。視線恐怖についても相変わらず同じことを言っていた。たとえば9月には「見ちゃいけないと思う，ところが人が横に来ると意識して見てしまい，不自然に前を向いているようになるので，相手にそれが分かってしまう。硬くなるのは目だけではない。向こうも咳払いや溜息をつく。話をしているときは比較的いいが，並んで作業をしたり，テレビを見たりするときなどひどい（『横』恐怖，脇見恐怖[7]）。したがってテレビはほとんど見ない」と語った。

10月には，苦しくなり無断離院して他の土地の旅館で一泊してパチンコしたり，映画を見たりして翌日帰ったということもあった。また，「看護師さんの目も僕のために不自由になる」「患者たちもトラブルを起こしている。その

張本人は僕ですが，他の患者たちはその辺が漠然としてるようです」と言ったり，突然ナース室へ来て「僕の頭を切るつもりだろう，頭を切ると聞こえてきたから分かる」「テレビも"いやな中からやる気を起こさせる"という番組をしていた。僕のことを取り沙汰している」などと言ったりして，次第に被害的内容が強くなっていった。

　11月には外泊して家から病院に帰れない，ということで再び病院から迎えに行ったことがある。子どもたちが「ロンパリ」と言ったし，テレビでもアントニオ猪木がインタビューで答えなかったのは自分のせいである，いたるところで自分のことが分かってしまう。薬のためにそうなる。職員が"殴っていいよ"とか"やっちまえ"とか言っているし，先生が"殺してもいい"と言っている，などと思考伝播体験，主治医を対象とした被害妄想，幻聴体験を語ったが，一方では「先生が僕と話しをしていると，歩いていく人が僕だけでなく先生の悪口も言うので，申し訳ない」とも語っていた。これは断片的な単語をこちらが綴り合わせて理解したものであり，この頃は思い詰めていたせいか話が途切れ途切れで，言葉の断片のみで後が続かず，形式だけで言えば「思考途絶」「支離滅裂」と言ってもよい状態であった。

　35歳の1月には，自分のことを呼び捨てにした，と言う理由で他患を殴った（関係妄想による暴力）。また8月には，立て続けに数名の患者を殴ったが，それも皆が「あいつ」「やっちゃう」「殺しちゃう」といった，という被害的関係妄想に基づいてであった。

　「僕が死のうと思うと，僕の考えが皆に分かるんです」「自分の顔が他人の顔になってしまう」「今,先生と話しをしていると保育園で子どもたちが騒ぐ，"殺しちゃえ"と言う」などと，思春期妄想症の延長と考えるには少し苦しい解釈が必要となる異常体験も語った。

　またこの頃から「自分が食べると他の人々が味わう。自分がクスリをのむと他の人々に効く」「自分がタバコを吸うと他の人々がタバコを吸った感じがする」という関係妄想，体感異常などが混合したような体験を繰り返し訴えるようになった。（以下この体験を「自他融合体験」と呼んでおく）。

　12月にも「自分が走ると他人も走っている感じになり，自分がバットを振ると同時に他人も振っている感じがしていると思うと，怖い」と，自他融合体験を盛んに訴え，また「自分が二つに分かれてしまって，とても怖い。"先生

はいい先生だ"と本当に思っても"この先生は馬鹿だ"と同時に浮かんできてしまう」と訴えた（ブロイラーのいうアンビバレンツ，ただしこの患者はそれを自覚し悩んでいる）。

その後は自他融合体験が弱くなると，他人が自分の悪口を言っているという関係妄想が強くなるように見受けられたが，この両者は必ずしも交替して現れるという訳でもなく，同時に生ずることもあった。テレビは自分が見ているとストーリーが乱れてしまい，遠ざかると悪口を言いはじめる，といっていずれも目の敵にしていた。

36歳の2月のこと，ナースが「山本杉男」と呼び捨てにする，といって机を蹴飛ばしたりするので，人手の少ない夜間は保護室を使用したところ，「僕が保護室に入ると，保護室の臭いが皆にもするので迷惑かけるし，テレビも壊れてしまうので，入れないで下さい」と懇願していた。本を読んでもその文章が他人にも浮かぶので読めないとも言っていた。またこの頃から他患が自分のことを「杉公」と馬鹿にした呼び方をしたり，「杉男」と呼び捨てにするといって殴っては保護室へ入り，保護室から出てはまた殴る，ということを繰り返した。殴る相手は病棟の中でも弱い人であり，相手によっては「僕のことを"杉公"などと言わないようにしてよね」と幾度も頼みにいった。強い相手に対しては耐え忍んでいた。

職員に対しては必ずと言ってよいほど夜間の手薄なときに，自分の悪口を言ったといって，扉をドンドン叩いたり，デイ・ルームにあるテレビの音を最大限の音量にしたりするので，女子職員が注意すると険しい表情でものにあたったり，時には暴力に及んだりした。女子職員は夜勤のときなど「今日殴られるか，明日殴られるか」という恐怖感で戦々恐々としていたという。本人に言わせると，自分の悪口を言われないようにとナース室へ頼みに行こうとすると，「"僕の悪口を言わないように"と言いにくるよ」とナースが先回りして言うので恐怖感と怒りとで暴れるのだ，とのことであった。主治医はしばしば夜間に病棟へ呼び出された。少し長く保護室に入れると，今度は出そうとしても出ようとせず，拒食，拒薬が続いたこともあった。理由を尋ねると，N市では皆が自分のことを知っている，殺される，テレビやラジオのことも気になる，と答えた。なぜ殺されるのかと尋ねても，自分では分からない，と答えた。

後頭部痛，めまい，吐き気など身体症状もかなりしばしば訴えた。

第十章　思春期妄想症の重症例と統合失調症との関連について　*179*

　5月頃は面接していてもほとんど疎通性がない感じであった。対話中話の筋とはまったく関係なく唐突に「そんなこと困りますよ」と言うので，なぜ困るのかと理由を問うと，「先生が今，『もっと目の悪くなるクスリをあげましょう』と言ったので」と説明した。そういうことがしばしばあった（対話中に幻聴が存在）。また別の日に静脈注射を要求した。〈なぜ注射が必要ですか？〉「変なことが浮かんで来るのです」〈どんなことが？〉「……えっ？（尋ねるような様子）……えっ？……変なことが浮かんでくるのです」〈ですから，どんなことが浮かんで来るの？〉「人が浮かんで来るんですがね……」〈どんな人ですか？〉「……えっ？……えっ？……」こういうときは見るからにやつれた顔をしており，会話も「思考途絶」を思わせた。言葉を探していたようにも見えたが，幻聴に聞き入っていたのかもしれない。まったく対話の体をなさなかった。

　6月，洗面所の鏡を割って手首を切った。理由を尋ねると，自分のことを皆が呼び捨てにするのでいやになった，と答えた。また拒薬するので理由を尋ねても答えがスムースに返らなかった。

　「これ（ジアゼパム）をのむと目がショボショボします」〈このクスリ（ハロペリドール）はなぜのまないの？〉「あのね……あのね……あのね……のみたくないです」〈それではどういうクスリがのみたいの？〉「あのね……あのね……白い丸いのです。小さいのですけどね。あのね……あのね……白い，以前にのんだのです」〈何時頃ですか？〉「保護室……保護室……人の話が聞こえて仕様がないです」〈今はどんな話が聞こえるの？〉「えっ？（尋ねてくる様子）……えっ……言われりゃ怒りますよ」〈何を言われたの？〉「……えっ？……」〈他のことばかり思えるの？〉「……えっ？」〈他のことが浮かんで来るの？〉「……えっ？……いやだなあ看護師さんが家のことばっかりいうので……他人の顔にならんようにして下さいよ」。

　思考伝播体験も始終訴えていた。7月には奇妙な行動がみられた。床に座り込んだかと思うと壁に抱きついたり，左目のみ強く閉じたり，口をもぐもぐさせる。ナース室に連れてくると，机にへばりつき，草履のまま机に上がり込む。呼びかけても応答なく「何だ，何だ」と繰り返す。アモバルビタールの静脈注射をすると対話が可能となり，他人に引っ張られてやっていた，と作為体験様の体験に基づいて行動していたことを説明し，さらに「たっちゃん」（他患）になったような気がしてそういう風に振る舞っていた，という一種の変身体験

も語った。「泣いて詫びればいい」「折伏する」などと聞こえるが，何を折伏するのか分からない，と幻聴体験も語った。

　8月，アモバルビタールを注射するように看護者に強要するので，保護室へ入ったこともあったが，10月頃は落ちつき，働きたい，という強い希望により閉鎖病棟から建築関係の軽作業を手伝いに行きはじめたが，1カ月とたたないうちに腰痛のため中止した（当時は閉鎖病棟から外勤作業へ出ている患者は他にも数名いた）。面接中に突然「頭切ったらかなわんよ」「フェラチオをしなくてもいいようにして下さい」などと言う。普通の話とは別に，主治医が同時に裏で「頭切ってやる」「フェラチオしなさい」と言っているとのことであった。

　37歳になっても，被害的関係妄想およびそれに基づく暴力→やや落ちついて仕事がしたくなる→「幻聴」「自他融合体験」→臥床がちになる→元気が出てきて薬物に対する注文を付けたり暴力をふるう，などと状態が変転した。必ずしもこの順序ではないが，この年はこのような経過をとった。しかし上記の異常体験がまったく背景化したことはなかった。

　看護者のアグレッションは患者に対してだけではなく，主治医にも向けられた。当直でなくとも主治医が病棟へ呼び出されるということはたびたびあった。退院させたいと思っても，家では不安になって暴れたり兄を殴ったりすることもあり，困難であった。次のようなこともあった。ある夜，例によって女子職員に対して怒り出し，タバコの火を看護者の肌につけようとして他の職員に止められたというトラブルのため，主治医が呼び出された。注意すると，患者は悪口を先に言った方を叱らないのは不公平だという理由で主治医を攻撃し「お前の目の玉をくり抜いてやるぞ」と怒鳴ったりした。それでも話を聞いているうちに気持ちもおさまり，就床した。12時半頃までナース室にいて，その夜は帰った。

　後日，病棟からこの患者についてのケースカンファレンスをしたい，という申し込みがあった。しかしその場では看護者の怒りが主治医に集中した。「あの夜，私は怖くて勤務どころではなかったのに，先生は話を聞いた後，病棟にブラブラしているだけで注射もしないで帰ってしまった」「わずか2，3人で夜勤している者の辛さを理解していない」「看護者は24時間病棟にいるが医師はときどき病棟に来るだけだ」「先生たちも病棟の中で毎晩過ごして下さい」「あの晩先生は何もせずに帰ったではないですか」など。「何もしない」というのは，

薬物の増量，保護室の使用，電気ショック療法などをしなかったなどという意味であるが，各看護者が思い思いの過去の場面を頭に浮かべながら発言しているので，具体的内容は少しずつ違っていた。看護者の言うことは互いに矛盾していることもあったし，こちらの手のうちようのない要求であったありもしたが，共通していたのは患者に対する怒りが，主治医の「治療法」に対する不満，怒りへと広がっていることを示していた。おそらく看護者の多くはそのつもりではなかったであろうが，主治医にとってはさながら集団リンチを受けている気持ちであった。

電気ショック療法，保護室使用，薬物もすでにいろいろと試みられて来た。ちなみに薬物療法は何度も変更されたが，一例をあげれば，一日量，ハロペリドール24 mg，クロールプロマジン100 mg，レボメプロマジン100 mg，フルフェナジン6 mg，その他である。

患者の暴力は相変わらず続き，まだ若くて体力のあった治療者も精神的に疲れはてていた。家（病院の敷地内にある医師住宅）に帰っても電話がなると，また患者が暴力をふるったのか，という不吉な予感が先に走るため重い気持ちで電話をとると，他の用件であることが分かりホッとする，という毎日であった。一種の「電話ノイローゼ状態」と言ってもよかった。夢に患者が出ることも何度かあった。この病院にいる限りはこれが続くのかと思うと，途方に暮れてしまうこともあるが，そのうち患者の暴力が下火になり，一息つきやれやれと思っていると，また「暴力」ということを繰り返していた。

以下同じような内容であるが，経過が長いのでカルテからところどころ拾い書きする。

37歳の6月，先生，僕を人間にして下さい。「フェラチオ」って何ですか。僕のことじゃないですか。「思考化声」を直して下さい。考えたことが人の声になって現れることですよ。それまで分かっていてなぜ治してくれないのですか。〈それまでとは？〉「パチンコ屋へ行くと，ヤクザにやられるから行くな，と先生今言ったでしょう？」。（面接中に相手の喋っている表の声の裏で別の声が聞こえている。かなりの頻度である。）

7月，「先生，僕に死ぬ注射をして下さい。そうすると，天皇陛下も死にますから。フェラチオをして下さい」〈フェラチオとは？〉「他人と一緒になって

しまうことです」「フェラチオという言葉はしばしば出るので別の機会にもその意味を尋ねたことがあるが，そのときは「ハーモニカのことでしょう」と答えたこともあった．

8月，「S先生に（術のようなものを）かけられたのです．そのために皆と一緒に頭に浮かび，一緒に目に移り……治して下さい」．

11月，「僕が鍬を振ると，皆も振り，僕が疲れると皆も疲れるんです」．同室のI氏に再三，自分のことを「杉公」と言ったと患者が言うので，日頃我慢していた同室のI氏の怒りが爆発して，隠し持っていた割れてギザギザに尖った牛乳ビンを持って患者に襲いかかり，止めに入った男子看護者が手に切創を負い二針縫った．

12月，「隠れてコソコソできるようにして下さい．何をやっても筒抜けです．皆が僕と同時にやるので苦しいのです」．

38歳，外作業に少し行ってはうやむやにしてやめるので，どうしても行くのなら続けるようにと注意したところ，数カ月は休まずに外勤作業が続いたが，病的体験は変わらず．

「一緒に聞こえるクスリは抜いて下さい．N先生が僕のことをテレビで言うようにしています．人権擁護局へ行って来ますよ」．

7月，夜の10時頃，主治医の家へ病棟から電話あり．本人がどうしてもイソミタールの注射をして欲しい，と頑張っているので来て欲しいという内容．以前も「イソミタール嗜癖」になり，それを切るのに大変であったと前の主治医から聴いていたので錠剤の睡眠剤で我慢するように指示して，病棟へは行かなかった．ところが夜中の1時頃再び電話があり．病棟へ呼び出される．夜中であるというのに大声で「静脈注射をして欲しい，そうしないと暴れるぞ」と凄むので，保護室へ入れる．翌日は保護室で穏やかに話す．

「昨日は先生が注射してくれないから，ロッカーからコウモリ傘を出して持っていました．先生を刺し殺してやろうと思いました．待っていてもなかなかこないので，ロッカーへしまったところへ先生が来たんです．今は刺し殺すなんて考えていませんよ」．この頃から幻聴が活発となり，関係妄想に基づく他患に対する暴力，職員に対する威嚇が続き，保護室へ抑え込むと心気的な訴えが続いた．

10月「"パリ"が治るクスリを下さい．一緒に聞こえて，一緒に見えるの

を治して下さい」。

11月　薬がどの程度効いているのか疑問であったので，保護室に入ったのを機会に就床前の薬以外は徐々に減らしてみたが，病状の悪化はとくにみられなかった。しかし39歳の1月には，やはり夜間に関係妄想に基づいて，看護者に鉄製のダンベルを振り上げたため保護室へ入ることになり，結局は薬を使用せざるを得なくなった。

39歳2月　「僕が他人の顔になってしまいますから，治して下さい。先生と話をしていると僕の顔が先生の顔になり，Sさん（看護者）と話しているとSさんの顔になるのです」。

3月　「僕が化けてしまうのを治して下さい。他人に考えを浮かばせて，その人の顔に僕が化けてしまうんです。外へ出るのが怖い，攻撃しちゃいそうですから。だから攻撃されるのです」〈以前のヤクザが怖いと言ったときの恐さと同じ種類の恐さ？〉「全然違います。あのときはヤクザに付け狙われていたのです。どこへ行ってもヤクザの手が回っていたのです。ワーカーのSさんが裏で連絡していたのかもしれません」。

4月　弱い無抵抗の患者を何度も殴った。殴ったら保護室へ入れるが，何時までも保護室へ入れっぱなしという訳にも行かないので出すと，また殴るという次第であり，いい方法が思い当たらなかった。薬を大量に使用して，長期間足腰の立たないほどにしておいたり，毎日重積電気ショックを行うという方法もあるというアドバイスも受けたが，それは患者に対して残酷のように，筆者には思えた。ある日，やはり無抵抗の他患を数発殴ったため，患者に対して主治医は「治療者の acting out（脱線）」であるといわれても仕方のない行動に出た。治療関係とはとても言えない関係であった。やりきれない気持ちがその後長期間続いた。そうこうしているうちに，以前のように相手を打ちのめすほどの迫力は減ってきたように思われた。

9月　「兄嫁が僕のことを"白骨死体になって帰ってこい"と言っています」（幻聴）。

10月　「"ロンパリ"とテレビで政治家が言っています」。

40歳の3月　「先生の声で"向こうの大型二種にかけますよ"と聞こえてきたのです。だから"パリ"をかけないようにして下さい」（つながりが理解できない）。「S君（他患）がかけて来ます。先生は正義の味方ですけど，他の先

生がかけて来ます。"山本杉男って言って下さい"とか言って（術のようなものを）かけてくるんです」。

4月　「朝起きたとき首が痛かったのは，K君（他患）に眠っている間に殴られたからです。だから殴ったのです」。体感異常を被害妄想に結びつけて，それに基づき暴行するというパターンはこの頃よくみられた。

5月　6月からの主治医の転勤を告げる。「そうですか。先生にはお世話になりました。苦労かけてすみませんでした」。本当にお世話になりましたという感謝の気持ちが伝わってくるようであった。その後主治医が交替しても同じ病状が続いていた。暴力も絶えなかった。

45歳1月　これまでなかった病状が出現した。背広が紛失したというので，看護者が調べてみると，ロッカーに背広がある。しかしネームが山本となっているから，自分のものではない，自分は岸杉男である，と言う。岸家は病院の近くにあり（事実），自分はそこの息子である。（2枚の自分の写真を見せ）一方は自分の写真であるが，もう一方は違うのに自分の写真と間違えられる。自分の本当の親は島津貴子で，天皇の子である。父親が誰かよく分からないが，通行する車が「島津アリヒロ」と言っている。母親が島津貴子と言ったけど，そうではない。自分は岸杉男か岸修二である。別の日には自分の実の両親，姉らの名前を正確に答えたが，その直後に自分は岸の子どもであり，岸と書いた背広がない，と矛盾したことを言っていた。

2月　「小さい頃のこと，中学，高校のことが思い出せない。小学校へは行かず，いきなり東京の学校へ行ったと思う。東京がどんな所かとか，両親の顔とかが思い出せない」。姉が父母，同胞の写真を持ってきて見せたところ，名前は正しく言えるが，それらの人と自分との関係は分からないと言うし，自分が一緒に写っているのにそれだけは他人の名前を言って，平気な顔をしている。自分は2年前に結婚して，子どもは2人あり，名前は黒林修二であるとも言う。

3月　外出は単独で兄の家へ行き，インタビューのために「山本杉男さん」と呼べば応ずるが，改めて名前を確かめると，自分は山本ではない！　と強く否認する。

〈あなたの名前は？〉「山本杉男です。22歳です」と笑いながら答える。そう答えないと外出させてもらえないからということらしい。

5月　「岸ヨリチカへ電話してもらいたい。引き取ってもらいたい。父親は

岸です。過去が思い出せない。A高校，K大学，T大学へいったこと思い出せないんです。自分の年齢は22歳です」。これらすべて幻聴の内容にもとづいている。

6月　「"幻聴"で"シュウジ"とか"ヨリチカ"と言って来る」。

9月　「大林四郎。叔父さんに会わせてもらいたい。ボクシングをやって高校時代チャンピオン。K先生（主治医）の声がテレビに出る」。

10月　兄宅へ外泊して兄の大切にしていた硯を灰皿にし，筆はめちゃくちゃにするし，手本にはいたずら書きをした。病院へ戻っても二人の患者に暴行。「幻聴」があったと言って，保護室を希望する。保護室では寝具を散乱させ，独語しながら四つん這いになり，室内をグルグル回り，トイレの前で合掌し，拍手を打つ。素裸になることもあり。

以後病状まとまらず，約8カ月間は終日または夜間のみ保護室を使用した。

11月　保護室から出そうとしても拒否。それでいて次には「戸が閉まっている」と言ってドンドン叩く。保護室から出ることは，命を狙われているような感じがして不安であるという。更衣のためカッターを脱ぐように言うと，上のセーターを着たまま脱ごうとする。

12月　入浴の際，熱い湯に入り，「アチチ」と出てくるが，水でうめることもせず，同じことを繰り返す。ひとり笑いをしたかと思うと泣き出したりする。

46歳1月　主治医と看護者に「何だ。お前ら，馬鹿野郎。患者だと思って威張るんじゃない」と怒鳴ったかと思うと，他の看護者に声をかけられると，コロッと変わり，興奮がおさまる。保護室のドアを蹴ったり，全裸になったり放歌などあり。

2月　トイレに牛乳パックを詰める。時に怒声。トレーナー一枚で寒そうにしている。脱ぎ捨ててあるカーデイガンを着るようにすすめても頑として応じない。

3月　「自分はアンドレイだ。自分が分からない。杉男でいいですか。違うんじゃないかと思います」と言う。昼間は保護室から一般病棟へ出していたところ，ある日他患に殴られて怪我をしていた。状況を聴いても要領を得ない。しかし翌日になって〇〇に殴られたと答える。

4月　「自分はハヤシイズミ（師長の名前）だ」。

5月　「俺を殴れって，どういうことだ」（幻聴に答えている様子）。

5月末頃から言動が少しずつまとまり，約8カ月間使用した保護室から完全に一般病室へ出て生活するようになった。
　8月　「俺は前に岸杉男と言っていましたね」などという。徐々にまとまりを見せてきたが，幻聴は続いていた。
　47歳の正月外泊のとき，兄が自分のことを「杉公」と言ったという「幻聴」（患者の言）あり。しかしこの頃には関係妄想および類似の幻聴は背景化しないものの暴力は影をひそめていた。
　2月　自分の考えが人に伝わったり，思ったことを人が言うという（思考伝播，思考化声）。
　4月　解放病棟へ転棟。自分がまったくまとまりのない言動をしていたことを覚えている。
　5月　以降も経過はよく，「幻聴」やテレビで言うこともないが，「噂」はしていると言っている。車が通って「街へ行く」と噂をしたり，「もう1回入れ」（「もう1回トイレへ入れ」と患者はとっている）と命令したりすることは始終あるが，以前のように動揺することはなくなった。11月にアパートを借りて退院の準備にかかったが，「屁しか出ん」などと言う内容の「幻聴」が激しくなり，表情硬く病状の悪化がみられたので，中止となった。落ちついた後も，「噂」はやまない。頭痛，目がかすむこと，下痢その他の身体的訴えで他科の受診を幾度か繰り返しても，愁訴と一致する異常所見は見出されなかった。
　48歳時も病状はほぼ同様であり，この年の4月から主治医が交替となっている。
　その後も「幻聴」，思考化声など持続的に存在し，時には監視されている，攻撃されるという注察妄想や被害妄想も前面に出た。新たには「頭が動くような感じがする」という体感異常と，その体験をテレビの画面と奇妙に関係づけて語ることがときどきあった。
　6月には農耕作業のグループから室内の作業グループへと希望して移った。薬のことにはこだわり，12月には他の人たちが「杉公」と言うのであるから，向こうの薬を増やして欲しい，僕の方の薬は増やす必要はない，などと言っていた。
　49歳の1年間もほぼ同じような状態が続いた。その年の4月，かつての主治医が病棟に入ったのを遠くから見つけ，挨拶に来た。「先生，以前はお世話

になりました。以前は先生を困らせてすみませんでした。今は"幻聴"はなくなってきました。呼び捨てや、"杉公"とはしょっちゅう言われていますけどね。気にしないようにしています」と報告した。

53歳の時点では他患が自分のことを馬鹿にした呼び方で噂しているという内容の関係妄想または類似の幻聴は続いており、視野が定まらない、目の横が痛いという身体異常感、自分の考えが車の音とともに聞こえてくる、自分の考えが他人に伝わる、という思考伝播体験、胃部不快感、胸部通などの心気的訴えが続いている。院内では単純な室内作業を続けている。この時点まで2年間受けもっていた主治医によれば「接触していて統合失調症であるという印象はもたない」ということであった。

Ⅲ 考 察

1. 診断

この症例から、さして迷わずに統合失調症と診断する臨床家、研究者は多い。
一方、われわれの研究グループでは、この症例は非統合失調症であって、統合失調症らしいところは少しもないという意見、統合失調症とは異なった病理の症例であるとする意見など、統合失調症とみない意見も有力である。そうした見方の中には、思春期妄想症や重症対人恐怖症なども含めた広義の境界例と統合失調症とはまったく異質の病態であって、前者がいかに重症になろうとも、統合失調症とはまったく異なる精神病であるという考えが強い。筆者は、思春期妄想症や重症対人恐怖症と統合失調症とは異なる臨床単位であるという点には賛成であり、そのような臨床単位の存在をふまえながら臨床にたずさわることは、統合失調症という"壺"の中に見境なく症例を入れて考えるより、はるかに患者の理解に役立つと考えている。しかしそれらは統合失調症とは深淵によって隔てられているのではなくて、重篤な症例は統合失調症に近いところにあり、それらと統合失調症との間にはさまざまな移行的な症例が存在しているため（自他分化の程度により）一つのスペクトルを形成していると考える。

本症例は、そうした意味で広くとった重症の境界例と統合失調症との間に位置する症例である。

1）統合失調症であるとする考え方

まずこの症例を統合失調症と診断する根拠となり得ることを列挙しよう。自分の悪口を言われているという被害的関係妄想の繰り返し。注察妄想。自分が人に迷惑をかけているから「ボイコット運動」が起こっている，自分のことをテレビでも言うという妄想。ヤクザに付け狙われているという追跡妄想およびそれに伴う恐怖。自分の頭を切るという意味の幻聴。主治医も患者を殺してもよいと言っているという内容の幻聴。思考途絶，思考吹入を思わせる言葉の途切れ，内容のまとまらなさがみられた時期がときどきあったこと。テレビで天皇陛下が自分を殺してもよいと言ったという妄想体験。「自他融合体験」。面接中に主治医はいい先生だと思っていながら，同時に主治医は馬鹿だと浮かんで来るというブロイラーのいうアンビバレンツ。思考伝播体験。思考化声。面接中に相手と喋っている話の内容の脈絡とは関係のない「裏の会話」の存在。「フェラチオ」という言葉で自他融合体験を意味するような言語に対する態度。主治医や他の医師によって（催眠術のようなものを）かけられて，あらゆる感覚が他人と同時に働くようにさせられているという被害妄想。自分や同胞たちの否認。自分は島津貴子（皇族）の子どもであると言ったり，岸という姓であると言ったりする血統妄想など，数えあげればきりがないほど，統合失調症と診断され得る症状をもっている。

2）非統合失調症例とする立場

村上[14, 15)]や小出[9, 10)]らの見解によれば，おそらくこの症例は統合失調症と診断する根拠はあまりないということになろう。彼らによればこの患者は，自己視線妄想を呈する基盤を始終保っており，その後の統合失調症類似の症状は，すべてこの体験と同質のものあるいはそこから発展したものであると理解される。そしてそれらはどんなに重篤な状態に陥ろうとも，統合失調症とは本質的に区別されるものである。

例をあげていえば，思考伝播も自分の考えが他人の目にさらされることの恐怖から説明され得るし，追跡妄想も自分の異常な身体を排斥しようとする身近な他者によるものが広がっただけである。「杉公」と呼ばれたり名前を呼び捨てにされるのも同じ説明から可能である。自分が運動すれば他人も運動した感じになり，自分が保護室にいて臭いを嗅げば，他の人も同じ臭いをしているという「自他融合体験」も，結局は自分のおそれている状態が，他人に伝わる

第十章　思春期妄想症の重症例と統合失調症との関連について　*189*

最も直接的な現象である。39歳3月の「僕が化けてしまうのを治して下さい。他人に考えを浮かばせて，その人の顔に僕が化けてしまうんです」などという訴えは，投影性同一視という防衛機制にほんの少し接穂を足せば説明がつくとも考えられる。

　45歳の1月からの自己否認，家族否認ともういうべき状態が1年あまり続き，このとき自分が皇室とつながっているような言辞がみられたのも，現実の「欠陥」をもった自分を否認することにより，苦悩から解放されたいという意味合いがあったと理解される。そしてこの間の言動のまとまりのなさは境界例のマイクロサイコーシスの遷延したものとみられないこともない。

　そういう観点とは別に，小出[10]の所論によれば，この症例は対象自己と内的自己とを同じとみなしたり，まったく無関係のものとみなしたりすることに基づいて諸病態を呈しており，これに対して統合失調症は自分の内面が他人にどう受け取られているかには敏感であるが，自分の外面がどう受け取られているかには無頓着であり，この症例はまったく異なる病理をもっているとされよう。

　3）統合失調症と思春期妄想症とは連続しているとする考え方

　ここでいう「連続性」とは，一つの症例が思春期妄想症となったり，統合失調症になったりというように容易に移行するという意味の連続性ではない。統合失調症と思春期妄想症との境界あたりには，どちらに診断すべきか容易に決め難い症例が多数存在し，それらを並べてみると統合失調症と思春期妄想症との間には連続性があるという意味である。その意味では本症例は，同一症例が思春期妄想症から統合失調症へと移行したともとれる数少ない例に属する。

　しかし小出の所論に従えば，こうした意味の連続性を考えること自体が，すでに統合失調症と境界例（ここでいう境界例は，1）の立場からは統合失調症と言われる重篤な症例までもかなり含んでいる）との根本的区別を理解していないことになる。すなわち一見統合失調症症状が存在するようにみえても，一方は経験的，心理学的な自己の内部の分割によるものであり，他方（統合失調症）はその経験的・心理学的自己をそれとして成り立たせるための前提となる超越論的自我の働きの異常であり，両者はまったく次元を異にする病態であり，連続性などということは原理上あり得ないことになるからである。そしてその「超越論的自我機能」の異常について小出は，ブランケンブルクの所論では十分な

統合失調症症状の説明は得られないとして，ラカンの説を援用して説明しようとしている。すなわち境界例は言語（象徴体系）という他者を引き受け，それに対して優位に立つことに失敗して主体が想像的，鏡像的他者へと他者化される病理であり，統合失調症は「鏡像段階」における想像的，鏡像的他者すらをも引き受けることに失敗することに基づいている。つまり超越論的自我機能の異常あるいは排除という特有な機制は，後者のみについて言えるということであろうか。

　筆者は，ラカンのいう排除という機制をとることや，ブランケンブルクの述べる超越論的自我機能の障害が本質であり，その存在によって他の病気との峻別が可能な病気が存在し，それは統合失調症のみであるという説が正しいか否かは，今のところよく分からない。統合失調症が他の重症な疾患とそれほど根元的な次元で違っているのならば，思春期妄想症の重症例をはじめ，他の精神病との臨床的区別も実際よりももっと明確であってもよい。ところが，こうした理論に賛同した人々においても，実際の具体的症例についての判断では意見はまちまちであり，時には甚だしくずれているということが実情である。なおラカンにみられるように，構造主義以降流行している言語学を精神病理学へと取り入れることについては安永[26,27,28]の本格的な批判がある。

　統合失調症について議論するにあたり，どのような症例がその対象となり，どのような症例は除かれるのかという前提が一致していないとすれば，議論自体も実りが少ない。その意味では中安[16,17]の主張するごとく，記述現象学の復権が必要となろう。もっと言えば記述現象学と本質論との間を結ぶ次元での研究[22]が必要である。

　一方では，シュナイダーの研究，新しくはDSM - Ⅲは，「「本質を言い当てていない」，「各カテゴリーのイメージが湧かない」などと種々の批判があり，それは的外れではない。しかし，それらの批判や評価が的外れになりにくいだけでも，一定の価値があるのである。対象の同定があいまいな研究は，詩や文学であり得ても医学ではない。

　ところで統合失調症は，自己の成立が困難であるという病理をもっている。病者の体験では，自己の中に別の人格が存在したり，「自己の他者化」[15]，「自己の他有化」[14]などという自・他の未分化な状態あるいは他者が現実の他者と妄想他者へと二重化，複数化したりという状態を呈するに至って初めて統合

失調症であるのであって，その傾向はもつがそれまでには至っていない症例は，将来統合失調症と診断されるに至る可能性は念頭に置きつつも，ひとまずは統合失調症といわない方がよいと筆者は考える。

中安[18]の「分裂病性シューブの最初期徴候」についての論文も，臨床眼を養うという意味では高い価値を有すると言えるが，統合失調症ではない症例をそれと断ずる可能性があるという限界をわきまえておく必要があろう。

次に，以上のような予備的な検討を経て，本症例を筆者なりに診断しなければならない。

結論的にいえば，この症例は統合失調症と思春期妄想症とを結ぶ連続線上にあり，両者の間の「境界」あたりに属していて，長い経過のうちに統合失調症であることが明確になった例である。以下にそのことを論じたい。

Ⅳ 思春期妄想症と統合失調症との関連

自己にはこと的側面（こと的自己）と，もの的側面（もの的自己）とがあり，前者は後者に支えられながら後者を再統合して新たな自己になる，ということを絶えず繰り返しており，これを筆者は別のところで「自己の成立運動」または「自己化運動」[21,22]と呼んだ（本書第九章）。

統合失調症はこの「自己の成立」の危機に関わる病気であり，その中で最も重篤な状態，すなわち自己が成立しない状態に陥る病態を長期にわたり呈する病気である。そこに至るほどではないが，自己の成立が危うくなっている病態，すなわち統合失調症傾向をもつが，辛うじて自己の成立が可能である病態が幾つかあり，そのうちの一つが「重症」離人症であったり，「青年期セネストパチー」であったりする。思春期妄想症（原義）もやはりそのうちの一つであると筆者は考える。だからといってこれらすべてを統合失調症という「壷」の中に入れて事は足りると考えてはならない。臨床的には思春期妄想症は一つの単位を形成しており，ほとんどの例が統合失調症へと至らなくて済むのであり，本症例の如く思春期妄想症が統合失調症へと進行したと考え得る症例はむしろ少数である。しかし本症例は例外的であるがゆえに，臨床単位としては分けられ，精神病理的にも治療的にも異なる二つの病態が，もう少し底の方では何らかの共通性があることをわれわれに教えてくれる例でもある。その「何らかの共通性」とは共に自己の成立の危機に瀕している，という点である。

思春期妄想症の場合はその危機性の程度が軽いので,「状況依存的」ともいわれるように他人（外的他者[22]：第九章図１,および図２参照）の前でのみ,それが顕在化するのである。ここには周囲の他人の動作を自己の視線,自己臭などに関係づけるという,いわば自己の実体化がみられる。防衛という見方をすれば,「自己の実体化」[21]によって自己の不成立を防衛しているともいえる。もの的自己[21,22]は,そのもの性を確固たるものとすることにより〈にせ自己[11]〉となり,それを観察すること的自己[21,22]は〈真の〉自己とされることと引き換えにその内実を失い,実体化したもの的自己に吸収される。自己の実体化が比較的軽度の自己成立危機そのもの,あるいはそれに対する防衛的態度の初期段階とすれば,それよりさらに危機的な事態として,「こと的自己」と「もの的自己」との弁償法的変転が停止し,両者へと二元化する事態をそのまま体験し,それを言語化せざるを得ない事態が存在する。この言語化を一種の防衛とみることはできるが,それが完成されたものではないので,安定した状態とはいい難い。本症例の場合,初期においては自己の実体化という状態が存在し,防衛という観点からはかなり完成された防衛が機能していたと考え得る状態であったが,時を経るうちに眼前の具体的他者との間にのみ症状が出現するという面が次第に薄れ,「一人相撲」的な観を呈するに至った。さらに加えて,「自分が二つに分かれてしまってとても怖い」という体験をときどき言語化するようになった。こうしたところに「もの的自己」と「こと的自己」との二元化を垣間みることもできる。

近縁の病態である「自明性の喪失」[2]といわれるような「重症」離人症の例では,この種の状態が純粋に現れているのであり,それには統合失調症例と,統合失調症にまで至っているとはいい難い症例とが含まれている。前者については以前「『自分が異常である』と訴える分裂病」[21]として考察したことがある。そのときのＡタイプ,Ｂタイプに加えて,今回の症例をＣタイプとして同類の統合失調症例であると筆者は考えている。なお,ＡタイプやＢタイプと類縁の病態を湯沢[29]は「内省型」として綿密に考察している。

ところで安永[28]の述べるように人間は,他人に対する同一化→その視点からの自己像の見返し→始めの自己像との差異の再組織化という循環を生涯にわたり続けている。これは何も幼児期の特定の時期に限ったことではない。ここでいう自己の成立も「もの的自己」の項をもつ限り対他の側面が存在し,自己

の内部には他者が徹頭徹尾組み込まれており，その都度他者の存在なくしてはあり得ないことを示している。

したがって自己の成立に失敗した場合には，「自己の視座から他人を構成する→他人の視座から自己を再編する」という絶えざる循環の秩序が揺らぐことになる。当然，自己と他者との区別が過度に意識されることになるが，両者を峻別しようとすればするほど，自己の内部に深く浸透している他者を払拭することは原理上困難であるため，かえってその他者を自己のうちに体験することになる。本人には「自他の混交」として体験され，さらに進めば「自己の他者化」「自己の他有化」が記述現象学レベルで体験される。その辺のことは以前に少し触れたことがあるので，ここではこれ以上繰り返さないが，一見自己のみを語っている場合でも他者を無視していることにはならず，したがって「独我論」という批判は当たらない。

この症例が「自分がタバコを吸うと他人もタバコを吸った感じがする，自分が疲れると他人も疲れる。それを治して下さい」と「自他融合体験」を訴えるとき，そこには自己の実体化，自己成立危機の言語化という防衛もみられるが，事態はそれを越えており，防衛という見方からいっても，もはやその防衛は十分機能しておらず，自己の成立危機は回避されていない。すなわち自他の混交が生じている。これが長期にわたり続くという時点で，筆者は統合失調症という診断を下さざるを得ないと考える。

45歳から46歳にかけての1年と数カ月は，自己の乖離が起こり，こと的自己がもの的自己を意味あらしめることをやめ，また後者によって支えられることもない状態であると思われる。「自分は山本杉男ではなく，岸杉男だ」「自分の本当の親は島津貴子で天皇の子である」などと自己を否認し，その一方では面接その他の用件で職員が実名で呼べば，それに答えて入室したりしていた。まさしく，記述現象学レベルでの「自己の他者化」であり「二重帳簿」である。この時点に至れば筆者でなくとも多くの臨床家は統合失調症であると診断するのではなかろうか。この症例は後に，この状態からは脱して自己の実体化，あるいは言語化のレベルでの「防衛」が機能しているので，最悪時の状態は境界例のマイクロサイコーシス micro-psychosis が長引いたものであるという意見もあり得るが，筆者はこの症例を上記の理由から統合失調症と診断しておくことにする。

以上，思春期妄想症，「自分が異常である」と訴える統合失調症，および「通常の」統合失調症はまったく接点をもたず関連性がないのではなく，段階は存在するが連続性をもっていることを述べた．すなわち三者には，その事態の深刻性の程度，またはそれに応じた「防衛」と考えるにしても，そのあり方には段階的な差異がみられるものの，いずれにも自己の成立危機という事態にあるという共通性が存在しているのである．

V　おわりに

1. 思春期妄想症から統合失調症へと移行したと解釈することが可能な長期治療例を記述した．
2. a）思春期妄想症の重症例，b）「自分が異常である」と訴える統合失調症および，c）「いわゆる」統合失調症は互いの共通性と差異性とを有する．すなわち「こと的自己」が「もの的自己」に支えられながら後者を再統合して新たな自己になるという絶えざる「自己成立運動」の危機そのものあるいはそれに対する態度（防衛）であるという共通性を有するが，その危機に対する態度がa）は自己の実体化，b）は自己の状態についての言語化，c）は自己の乖離といった如く区別され，病者の体験内容も異なる．
3. 臨床単位としての思春期妄想症という概念をもつことは臨床的に非常に有意義である．しかしその概念をあまりに重症な症例にまで拡大することは疑問である．その重症例と，統合失調症との区別は，現在の研究段階では病者の体験に基づいて行われるべきであり，記述現象学的に「自他の混交」「自己の他者化」「自己の他有化」などの存否を基準にするのが妥当である．
4. 統合失調症およびその近縁の病態を論ずる場合，議論の対象は極力明確にしておかないと「的外れ議論」に終始する危険が大である．対象の同定こそが，あらゆる議論に優先されなければならない．それゆえ実際の症例を理解するためには，存在論的現象学や先験的現象学をもち出す場合でも，それ以前に記述現象学レベルの検討が常に重視されるべきである．
5. 本例のように，症状に基づく暴力行為が頻発する長期観察例については，治療あるいは処遇の問題を考える必要があるが，別の機会に検討したい．

　＊この章は，名古屋市立大学と名古屋大学関係者で行ったワークショップでの発表内容

をもとにしてまとめたこともあり，内容がやや内向きなものとなった．

文　献

1) 青木勝，大磯英雄，村上靖彦，石川昭雄，高橋俊彦：異形恐怖 Dysmorphophobie について——青年期に好発する異常な確信的体験（第四報）．精神医学，17: 1267-1275, 1975.
2) Blankenburg, W.: Die Verlust der natürlichen Selbstverständllichkeit, Enke, Stuttgart, 1971.（木村敏，岡本進，島弘嗣訳『自明性の喪失』みすず書房，1978 年）
3) 藤縄昭：自我漏洩症状群について．土居健郎編『分裂病の精神病理 1』東京大学出版会，1972 年．
4) 藤田早苗：思春期妄想症の精神療法について．川久保芳彦編『分裂病の精神病理 9』東京大学出版会，1980 年．
5) 笠原敏彦，大宮司信：対人恐怖の後に精神分裂病を発症した症例の臨床的研究（第一報）——症状の特徴と発病状況について．臨床精神医学，13: 63-70, 1984.
6) 笠原敏彦，三好直基，深津亮：対人恐怖の後に精神分裂病を発症した症例の臨床的研究（第三報）——非定型群について．臨床精神医学，14: 225-231, 1985.
7) 笠原嘉：人みしり〈正視（視線）恐怖症についての臨床的考察〉．精神分析研究，15: 30-33, 1969.
8) 笠原嘉，藤縄昭，関口英雄，松本雅彦：『正視恐怖・体臭恐怖』医学書院，1972 年．（笠原嘉『精神病と神経症』みすず書房，1984 年再録）
9) 小出浩之，石川昭雄，大磯英雄，酒井克允，村上靖彦：青年期に好発する異常な確信的体験（第三報）——分裂病類似病態を呈する重症例について．精神医学，17: 155, 1975.
10) 小出浩之：『破瓜病の精神病理をめざして』金剛出版，1984 年．
11) Laing, R. D.: The divided self, Tavistock, London, 1960.（阪本健二，志貴春彦，笠原嘉訳『引き裂かれた自己』みすず書房，1971 年）
12) 村上靖彦，大磯英雄，青木勝，高橋俊彦：青年期に好発する異常な確信的体験——関係づけの特殊性．精神医学，12: 573-578, 1970.
13) 村上靖彦：思春期妄想症について．笠原嘉，清水将之，伊藤克彦編『青年の精神病理 1』弘文堂，1976 年．
14) 村上靖彦：青年期と精神分裂病——「破瓜型分裂病」をめぐっての一考察．精神医学，19: 1241-1251, 1977.
15) 村上靖彦：自己と他者の病理学——思春期妄想症と分裂病．湯浅修一編『分裂病の精神病理 7』東京大学出版会，1978 年．
16) 中安信夫：背景思考の聴覚化——幻声とその周辺病状をめぐって．内沼幸雄編『分裂病の精神病理 14』東京大学出版会，1985 年．
17) 中安信夫：背景知覚の偽統合化——妄想知覚の形成をめぐって．高橋俊彦編『分裂病の精神病理 15』東京大学出版会，1986 年．
18) 中安信夫：分裂病性シューブの最初期徴候——見逃されやすい微細な体験症状につい

て．精神科治療学, 1: 545, 1986.
19) 大磯英雄, 小出浩之, 村上靖彦, 富山幸佑, 殿村忠彦：「年期に好発する異常な確信的体験（第二報）——自己の状態がうつると悩む病態について．精神医学, 14: 49-55, 1972.
20) 鬼澤千秋, 宮本忠雄：分裂病と対人恐怖．臨床精神医学, 11: 821-827, 1982.
21) 高橋俊彦：「自分が異常である」と訴える分裂病について．吉松和哉編『分裂病の精神病理 11』東京大学出版会, 1982.
22) 高橋俊彦：分裂病と「重症」離人症との連続性について——離人症および思考の聴覚化を手懸りとして．高橋俊彦編『分裂病の精神病理 15』東京大学出版会, 1986 年．
23) 植元行男, 村上靖彦, 藤田早苗, 小笠原俊夫, 鈴木恒裕, 青木勝, 土川隆史, 大磯英雄：思春期における異常な確信的体験について（その1）——いわゆる思春期妄想症について．児童精神医学とその近接領域, 8: 155-167, 1967.
24) 植元行男, 村上靖彦, 藤田早苗, 小笠原俊夫, 鈴木恒裕, 青木勝, 土川隆史, 大磯英雄：思春期における異常な確信的体験について（その3）——妄想観念の成立, 固執について．児童精神医学とその近接領域, 8: 179-186, 1967.
25) 渡辺央, 青木勝, 高橋俊彦, 大磯英雄, 村上靖彦, 松本喜和：青年期セネストパチーについて——青年期に好発する異常な確信的体験（第5報）．精神医学, 21: 1291-1300, 1979.
26) 安永浩：精神医学にとっての言語あるいは言語学——ことばと分裂病のための基礎論．高橋俊彦編『分裂病の精神病理 15』東京大学出版会, 1986 年．
27) 安永浩：精神医学にとっての言語あるいは言語学（その2）——無意識, ラカン, 分裂病．土居健郎編『分裂病の精神病理 16』東京大学出版会, 1987 年．
28) 安永浩：『精神の幾何学』岩波書店, 1987 年．
29) 湯沢千尋：『内省型の精神病理』金剛出版, 1986 年．

あとがき

　統合失調症は「病識がない」ため，自ら治療を求めることは少ないと言われてきた。離人症，および対人恐怖症と統合失調症との関連を考えさせられる例の中には，自分の状態を何とか改善したいと自ら治療を望む症例もある。そうした例を以前論文に著したことがあり，今回，その一部を集めた。それぞれ別に発表したものであり，論述と症例が重複しているところも処々ある。大幅に書き換えたいとも思ったが，時間の都合もあり若干の訂正，加筆に止めざるを得なかった。第九章の「補足」は今回付け加えたものである。

　現在のわが国における精神医学界には，ICD（国際疾病分類）やDSM（米国精神医学会による診断と統計マニュアル）が普及し，学会とか役所に提出する文書はこうした基準による診断を付さなければならないことが多くなった。たしかに同じ症例をある人はA，ある人はBといったように，診断が分かれることがあるため，あらかじめ項目を決めておいて，この五つのうちの三つ以上の項目にあてはまればA，といったように約束事を作っておけば意見の分かれることは少ない。そうした操作的診断は，生物学的研究とか統計的研究には便利であるし，そうした方法により，たとえば薬物の開発が進むならばそれはそれでよいことである。

　一方ではそうした操作的診断法によると，病気の本質とまでは言わないまでも，病気の輪郭がイメージしにくい欠点はある。改訂を重ねれば，そうした欠点も次第に克服されることを期待するのであるが，なかなか期待通りには進まない。そこで精神科の場合多くの臨床医は公式（？）用のICD，あるいはDSMの他に，日常診療では伝統的診断名も使っている。いわば精神科医の二重帳簿，あるいは多重帳簿である。

　統合失調症は，未だ本態も確定されている訳ではないため，それを脳の病気であるという説，本人の生活歴の蓄積も大きな比重をもつという説，また社会の歪みが病気の原因であるという説その他多くの説があり，多方面からの研究が営まれている。

　精神科の臨床においては，患者（家族等が加わることもある）の訴えを聴き，

どんな状態かを判断し，その状態についてのこちらの理解した内容を伝え，治療の仕方を提案し，患者（または家族）の同意を得て治療に入る。治療の方法としては薬物療法と精神療法，および環境調整によることが多い。

第Ⅰ部ではそうした面接を中心にした方法に基づく研究の存在意義について，若干の検討をした。そして，面接を重視する研究方法は，疾患の原因が心因性であるという前提に立っているという錯覚に陥ることもあるし，誤解を招くこともある。精神障害においては「心因性」，「身体因性」のどちらか一方のみしか関与しないという場合は極めて少ない。そういう意味で精神と身体との関連の問題も若干検討した。

第Ⅱ部では，思春期妄想症，あるいは重症対人恐怖症，重症の離人症等，統合失調症へと通じるが統合失調症には至っていない症例を考察した。

第Ⅲ部は，統合失調症についてである。第七章は，病像の変遷を検討したものであり，第十章は，重症対人恐怖症が重症化して統合失調症に至ったとみられるものであり，第Ⅱ部の第三章と関連がある。第八章と第九章では重症の離人症と深く関わるタイプの統合失調症についてであり，そこでいう離人状態が統合失調症の本質である「自己の成立困難」を基礎とする状態であるという前提で考察を進めた。思考の聴覚化，聴覚思考の他者化（すなわち幻聴）へと発展する道筋を追ったものである。見方を変えれば第六章におけるドゥ・クレランボーの小精神自動症が幻聴の前段階であるという理論にもつながっている。

重症の対人恐怖症と統合失調症，重症の離人症と統合失調症の間には種々の症例があり，具体的症例では診断一つとっても医師によって意見が分かれ，さまざまに論じられてきた領域である。ICD や DSM に則ればすぐに決着はつくかもしれないが，それだけでは誰も満足しないというような症例が位置する領域である。われわれは日頃，「自分は他人とは違う固有の存在である」と当たり前のように思っている。しかし，その感覚が危うくなることもあるということを，それらの症例は教えてくれるのである。

上記の理由によりここでは ICD や DSM に則ってはいない。

なお，2002 年より，日本では精神分裂病という呼称が統合失調症へと変更された。本書に収録した論文はそれ以前に書かれたものが中心であるため，各項の表題および書き換えても文章の主旨が変わらないと思われる箇所を統合失調症へと変更したが，文献表以外にも，分裂病，あるいは精神分裂病という用

語がそのままになっているところもある。統合失調症と読み替えていただきたい。

　桜クリニック院長（名古屋大学名誉教授）の笠原嘉先生には論文作成についてだけではなく，種々ご指導いただいた。村上靖彦，藤田早苗両先生をはじめ名古屋大学精神医学教室精神病理研究グループおよび静岡県立病院養心荘医局（当時）の方々にも温かい雰囲気で討論していただき，大変お世話になった。その他いろいろな方々にお世話になったことを思い出しながらここに記して感謝いたします。

　最後に出版の計画段階から相談にのっていただいた長谷川純氏，実務的にも大変お世話になった小寺美都子氏をはじめ，岩崎学術出版社の方々にも厚く御礼申し上げます。

　本書は，在職中の愛知淑徳大学からの出版助成を受けた。ここにも深く感謝申し上げたい。

2011年1月7日

　　　　　　　　　　　　　　　　　　　　　　　　　　　　髙橋俊彦

#　初出一覧

序　章　「会話による理解と心因性」（Ⅰ「人の話の分かり方」名古屋大学学生相談室紀要第9号，1997年／Ⅱ「人の話を聴く方法の研究」名古屋大学学生相談室紀要第8号，1996年／Ⅲ「『心因性』の病」名古屋大学学生相談室紀要第11号，1999年）

第一章　「精神と身体」（『大学生のための精神医学』第1章の1，岩崎学術出版社，1998年に加筆）

第二章　「精神医学における精神病理学と生物学的精神医学」（臨床精神病理，14巻，197-204頁，1993年）

第三章　「視線恐怖と自己視線妄想——思春期妄想症，重症対人恐怖症」（「視線恐怖症」臨床精神医学，17巻，189-196頁／1988年，「思春期妄想症とその近縁領域——自己視線恐怖」臨床精神医学，19巻，882-886頁，1990年，この両者から重複部分を取り除くなどして一つにした）

第四章　「離人症状——その統合失調症，うつ病および神経症における意味」（「分裂病，うつ病および神経症における離人症の意味」精神科治療学，7巻，1219-1227頁，1992年）

第五章　「重症の離人症——内因性若年無力性不全症候群例と『自然な自明性の喪失』症候例との比較をとおして」（精神科治療学，4巻，1521-1528頁，1989年）

第六章　「ドゥ・クレランボー症候群」（「de Clérambault症候群——思考化声，離人症状態などの小精神自動症を呈した一例」風祭元，柏瀬宏隆編『精神科ライブラリーⅨ——精神科領域の症候群』106-120頁，中山書店，1998年）

第七章　「統合失調症像の時代による変遷」（「分裂病像の時代による変遷」精神医学32巻，811-819頁，1990年）

第八章　「『自分が異常である』と訴える統合失調症について」（「『自分が異常である』と訴える分裂病について」吉松和哉編『分裂病の精神病理11』115-143頁，東京大学出版会，1982年）

第九章　「統合失調症と『重症』離人症との連続性について——離人症状および思考の聴覚化を手懸りとして」（「分裂病と『重症』離人症との連続性について」高橋俊彦編『分裂病の精神病理15』305-331頁，東京大学出版会，1986年）

第十章　「思春期妄想症の重症例と統合失調症との関連について」（「思春期妄想症の長期経過例と分裂病との関連について」村上靖彦編『境界例の精神病理』187-215頁，弘文堂，1988年）

人名索引

ア行

青木勝　173
阿部忠夫　136
アリエティ Arieti, S.　107, 108, 112
生田孝　167
石川昭雄　102
石川清　136
市川浩　168, 169
井上晴雄　61, 68, 71, 78, 79
今道裕之　136
ヴィゴツキー Vygotsky, L.S.　168
ヴィルシュ Wyrsch, J.　115, 122, 123, 134, 141
植元行男　47-51, 56, 124, 173
ヴェルニッケ Wernicke, C.　61
内沼幸雄　35, 51, 52, 57, 76, 146
大磯英雄　43, 47, 173
小川豊昭　53, 54
小木貞孝　102
鬼澤千秋　174

カ行

笠原敏彦　173, 174
笠原嘉　30, 35, 41, 47, 49, 53, 55, 56, 113, 117, 124, 128, 135, 173
梶谷哲男　136, 137
加藤敏　170
木田元　25
木村敏　79, 90, 135, 139, 147
クーパー Cooper, J.　106
グラッツェル Glatzel, J.　65, 72, 73, 80, 83, 87, 115, 134, 150
クランツ Kranz, H.　109, 110, 112
クリサベール Krishaber, M.　61
グリンカー Glinker, R.　113
クレッチマー Kretschmer, E.　48, 55
クレペリン Kraepelin, E.　91, 106, 107, 113, 136, 145
クレランボー　→ドゥ・クレランボー
ゲープザッテル v. Gebsattel, V.E.　72
小出浩之　116, 124, 135, 146, 173, 174, 188, 189
後藤彰夫　108
小林聡幸　170
小見山実　129
コルヌ Cornu, F.　109, 115, 122, 123
コンラート Conrad, K.　124, 128

サ行

桜井図南男　105, 107
島崎敏樹　78
清水将之　61, 67, 69, 76, 147
シムコー Simkó, A.　115, 123, 137, 142
シメル Schimel, J. L.　117
シャクテル Schachter, M.　55
シュナイダー Schneider, K.　78, 100, 107, 190
シュルテ Schulte, W.　136, 137
シュレーダー Schröder, P.　123, 134
鈴木茂　85
関忠盛　105

タ行

高橋徹　53, 54, 57
デュガ Dugas, L.　61
土居健郎　53, 54, 114, 137

ドゥ・クレランボー Clérambault, G. G. de　90, 91, 99-101, 198

ナ行

中井久夫　114
永田俊彦　83
中安信夫　164-168, 190, 191
成田善弘　55
西田幾多郎　139, 140

ハ行

バラ Vallat, J-N.　55
ハーレ Hare, E.　106
ハウク Haug, K.　61, 77
パウライコフ Pauleikoff, B.　110
ピアジェ Piaget, J.　50, 168, 169
ビンスワンガー Binswanger, L.　115
フェーデルン Federn, P.　69, 77, 123, 147
福井康之　54
藤田早苗　58, 173
藤田千尋　53
藤田聞吉　136
藤縄昭　48, 115, 124
藤森英之　109, 111
ブランケンブルク Blankenburg, W.　67, 83, 85, 87, 100, 105, 110, 112, 115, 123, 125, 134, 138, 145, 146, 189, 190
ブロイラー Bleuler, E.　107, 145, 178, 188

ベムポラド Bemporad, J. R.　108
ホック Hoch, P.　56, 113

マ行

マイヤー Meyer J.-E.　69, 71, 77-79, 147
マイヤー＝グロス Mayer-Gross, W.　69, 136, 137
宮本忠雄　112
村上仁　71
村上靖彦　49, 124, 134, 146, 173, 174, 188
メルロ＝ポンティ　21, 25, 26, 28, 30, 36, 158
モリソン Morrison, J. R.　108
森田正馬　41, 47, 56, 57

ヤ・ラ・ワ行

安永浩　28, 69, 79, 190, 192
ヤスパース Jaspers, K.　10, 11, 25, 28, 29, 36, 71, 77-79, 84, 136, 137
山下格　58
湯沢千尋　67, 85, 115, 192
吉松和哉　83
李時炯　55
レンツ Lenz, H.　110, 114
渡辺央　72, 80, 83, 84, 115, 129, 134, 142, 148, 150, 173
ワルター Walter, K.　47

事項索引

あ・か行

外界意識性離人症　→離人症
外界疎隔感　81
外言　167-170
外在他者　157, 159-161, 164
解釈妄想病　90
記述現象学　36, 70, 71, 79, 83, 84, 86, 146, 166, 190, 193, 194
緊張病性昏迷　134
軽症統合失調症　→統合失調症
言語・思考活動　170
言語的思考　169
現実感喪失　77
幻聴　32, 48, 63, 67, 68, 100, 115, 122, 124-129, 131-135, 147, 154, 164, 167, 168, 170, 171, 177, 179, 180, 182, 183, 185-188
考想化声　96, 100, 101
こと的自己　→自己

さ行

自我意識の形式標識　77
自我障害　77
自我疎隔感　81
自己
　——の乖離　141, 193, 194
　——の実体化　141, 192-194
　——の成立　69, 86-88, 121, 128, 139, 142, 148, 154-156, 158-161, 164, 166, 170, 190, 191, 193, 194
　——の成立運動　155, 157, 160, 191
　——の他者化　83, 152, 163, 190, 193, 194
　——の他有化　83, 190, 193, 194
　——の非単一化　129
　——の非同一化　129
　こと的——　139, 140-142, 155-157, 159, 161, 191-193
　にせ——　141, 192
　もの的——　139-142, 155-157, 161, 191, 192, 194
自己意識性離人症　→離人症
思考化声　100, 124, 129, 181, 186, 188
思考伝播体験　177, 179, 187, 188
思考途絶　149, 150, 161, 177, 179, 188
思考の他者化　152, 162-164, 166
思考の聴覚化　81, 145, 150-152, 154, 162-164, 166
思考反響　91, 96, 99-101
自己化運動　155, 161-164, 191
自己視線恐怖　41, 42, 46-49, 52, 55, 58, 174
自己視線妄想　41, 42, 46, 48, 49, 56, 174, 175, 188
自己臭妄想　46, 48, 49, 56
自己喪失体験　130, 135
自己中心的言語　168, 169
自己不全体験　85, 135
自己漏洩症状（群）　48, 124
思春期妄想症　46-51, 56, 58, 124, 125, 134, 141, 142, 173, 174, 177, 187, 189, 190-192, 194, 198
自生思考　149, 150, 161, 162, 164, 167, 168
視線恐怖　41-43, 45-47, 51-53, 55, 57, 58, 176
自他の混交　70, 71, 83, 86, 193, 194

自他融合体験　177, 178, 180, 188, 193
自明性の喪失　67, 79, 85, 87, 100, 123, 134, 145, 146, 192
重症対人恐怖症　→対人恐怖（症）
重症離人症　→離人症
小精神自動症　91, 99, 100, 198
心因性　14, 16, 17, 30, 198
身体　19
身体意識性離人症　→離人症
正視恐怖　41, 46
精神　19
精神自動症　90, 91, 99-101
精神病理学　25
精神療法　19
青年期セネストパチー　73, 80, 83, 129, 132, 134, 142, 148, 150, 173, 191
生物学的精神医学　25
赤面恐怖　43, 45, 48, 49, 51, 57, 174
説明　10, 25, 28, 36
セネストパチー症状　80, 83, 130, 149
疎隔（感）　61, 77, 81, 139

た行

体感異常　42, 47, 65, 72, 73, 80, 83, 84, 124, 134, 149, 150, 177, 184, 186
対人恐怖（症）　41, 43, 47, 51, 53, 55, 57, 127, 173
　重症――　41, 46, 47, 49, 55, 56, 134, 141, 173, 187
他者の複数化　83
統合失調症　25, 29, 30, 32-37, 48, 49, 56, 61-63, 67-74, 76-79, 83, 86, 87, 99-101, 105-110, 112, 113, 115, 117, 118, 121-125, 127, 128, 133, 135, 137, 141, 142, 145-148, 150, 155, 160, 164-166, 168, 170, 171, 173, 174, 187-190, 192-194
　――の寡症状型　107
　――の感染症仮説　106
　――の軽症化　113
　――の内省性　123
　緊張型――　107
　軽症――　107
　単純型――　107
　内省傾向のある――　122
　破瓜型――　107
　妄想型――　35, 99, 116, 117, 128
　内省的――　122

な行

内因性若年無力性不全症候群　65, 72, 73, 76, 80, 83, 87, 134, 142, 150
内言　167-170
内言化・外言化過程　170
内在他者　157-164, 166
内省的統合失調症　→統合失調症 122
内省傾向のある統合失調症　→統合失調症
にせ自己　→自己
日本人的独自性を持つ境界例　135
熱情妄想病　90

は・ま行

背景思考　165-168
パラノイア　90
言葉（パロール）　27-36, 158, 159-162, 166, 168, 170
病感　113-115, 117, 118, 125, 137
病識　48, 116, 121, 123, 125, 130, 136, 137
もの的自己　→自己
妄想　19
妄想型統合失調症　→統合失調症

や・ら・わ行

薬物療法　19
言語体系（ラング）　27, 29, 31, 34, 168, 170
離人症　61, 62, 67, 69-74, 76-79, 83, 84, 86, 91, 100, 101, 145-148, 151, 164, 191,

192
　外界意識性——　　77
　自己意識性——　　77
　重症——　　76
　身体意識性——　　77
離人症状　　61-63, 70-74, 76, 77, 79-81, 83-

87, 101, 135, 145-150, 155, 164
離人状態　　150, 152, 155, 157, 158, 161, 162, 164
離人病　　67, 69, 77
了解　　10-12, 25, 28, 29, 36
恋愛妄想　　90

著者略歴

髙橋俊彦（たかはし　としひこ）

1941年　名古屋市に生まれる
1965年　名古屋大学医学部卒業
1970年　名古屋大学大学院医学研究科　博士課程満了
1979年　名古屋大学講師　医学部附属病院精神科
1985年　静岡県立病院養心荘副院長
1991年　名古屋大学教授　総合保健体育科学センター保健科学部，大学院医学研究科博士課程精神健康医学教授（併任）
2004年　名古屋大学名誉教授
　　　　愛知淑徳大学教授　医療福祉学部
　　　　現在，愛知淑徳大学福祉貢献学部，大学院医療福祉学研究科教授（併任），守山荘病院，桜クリニック非常勤医師
　　　　精神医学，精神病理学専攻（医学博士）

編　著　分裂病の精神病理15（東京大学出版会），精神科症例研究（共編著，星和書店），改訂 大学生のための精神医学（共編著，岩崎学術出版社）

著　書　妄想症例の研究（金剛出版），病的嫉妬の臨床研究（岩崎学術出版社），分裂病の精神病理8・11・13（共著，東京大学出版会），分裂病の精神病理と治療1（共著，星和書店），異常心理学講座第3巻—人間の生涯と心理（分担執筆，みすず書房），躁うつ病の精神病理4，境界例の精神病理（共著，弘文堂），精神科症例集—精神分裂病Ⅰ，臨床精神医学講座—精神分裂病Ⅱ，精神科ケースライブラリー—精神科領域の症候群（分担執筆，中山書店），今日の神経症治療，青年期の病理と治療（分担執筆，金剛出版），感情障害—基礎と臨床（分担執筆，朝倉書店），現代人の心の健康（分担執筆，名古屋大学出版会），現代人の心理と病理（共著，サイエンス社），学生と健康（分担執筆，南江堂），アイデンティティ（分担執筆，日本評論社）ほか

統合失調症とその周辺
――離人症・対人恐怖症の重症例を中心に――

ISBN978-4-7533-1017-3

著者
髙橋俊彦

2011年2月7日　第1刷発行

印刷　日本ハイコム（株）　／　製本　（株）中條製本工場

発行所　　（株）岩崎学術出版社　　〒112-0005　東京都文京区水道1-9-2
発行者　村上　学
電話 03（5805）6623　FAX 03（3816）5123
©2011　岩崎学術出版社
乱丁・落丁本はおとりかえいたします　検印省略

病的嫉妬の臨床研究

高橋俊彦著

男女関係が自由になってもある種の「相互所有関係」は残り今後も嫉妬という現象はなくならないだろう。今という時代に現れる嫉妬妄想の研究書。　Ａ5版 198 頁 本体 3,200 円

改訂 大学生のための精神医学

高橋俊彦・近藤三男著

一般の学生，対人援助職を目指す学生，学生と関わる教師や家族のために，学生にとって身近な事柄を中心に精神医学について解説した。Ａ5版 172 頁 本体 2,800 円

覆いをとること・つくること
〈わたし〉の治療報告と「その後」

北山　修著

「自分に正直であると同時に野心的な内容となり，私はこういうことを言うために生きたのだということが見える本になったと思う。」（著者）　Ａ5版 312 頁 本体 3,500 円

解離の構造
私の変容と〈むすび〉の治療論

柴山雅俊著

解離性障害は症候の多彩さから，誤診されることが多い。本書は豊富な症例を示し，読者の解離の症候学や病態への理解を助ける。Ａ5版 272 頁 本体 3,500 円

集中講義・精神分析（下）
フロイト以後

藤山直樹著

Ｍ・クライン，ビオン，ウィニコットからラカンまで，人物と仕事への深い理解を軸に，精神分析という知の対話的発展を語り下ろす。　Ａ5版 232 頁 本体 3,400 円

初回面接入門
心理力動フォーミュレーション

妙木浩之著

居場所がなく不調を来した心の「より所」となるために必要な配慮と対応──そのプロセスの実際を具体例を挙げて述べる。　Ａ5版 216 頁 本体 2,500 円

精神科臨床における行動療法
強迫性障害とその関連領域

飯倉康郎著

精神科臨床のいたるところで応用できる行動療法の実用性と柔軟性を，実際のケースと豊富な図表で鮮やかに示す。　Ａ5版 232 頁 本体 3,400 円

この本体価格に消費税が加算されます。定価は変わることがあります。